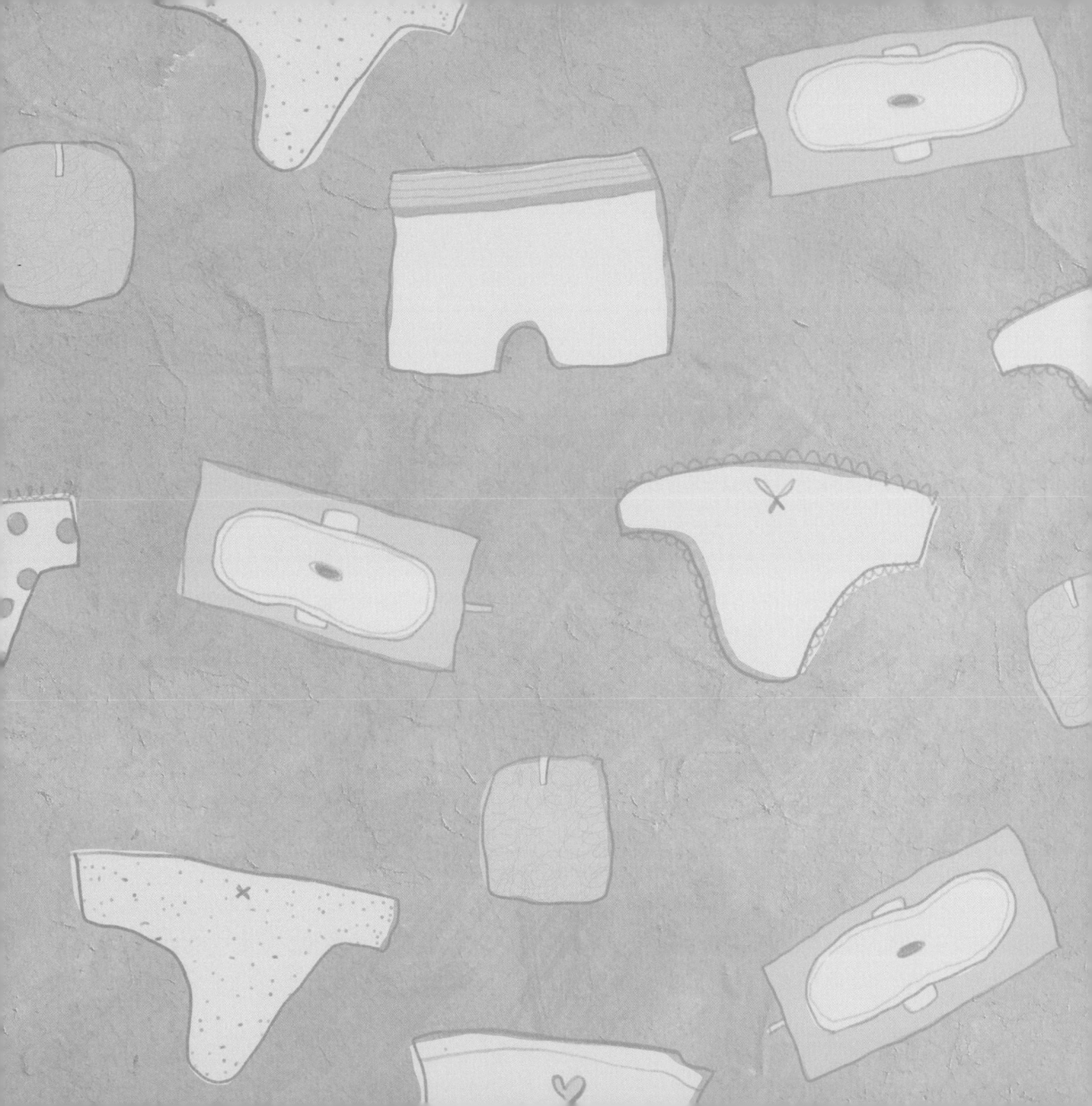

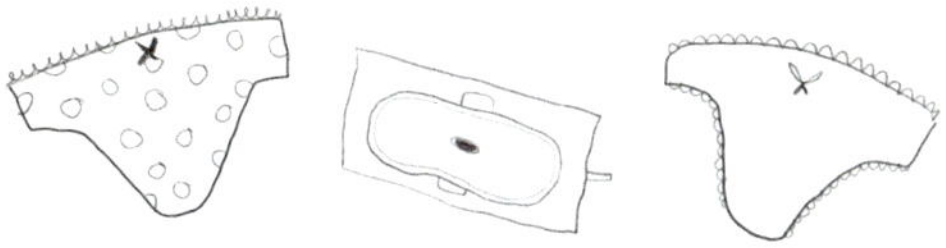

그날이야

로지 케수스 글

아리아나 베트라이노 그림

이계순 옮김

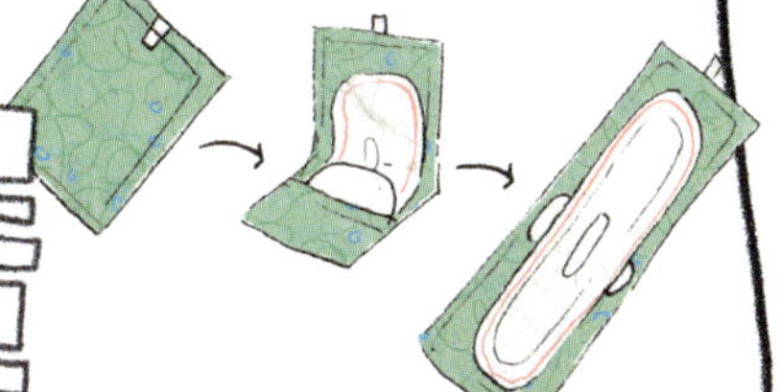

첫 생리를 앞둔 너에게

풀빛

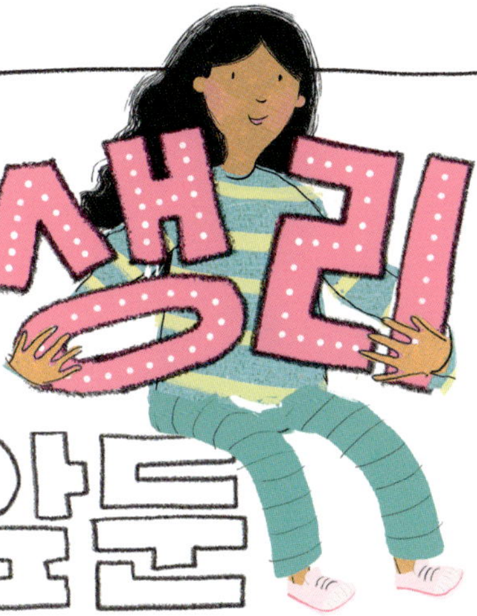

아빠

까미

엄마

사미라

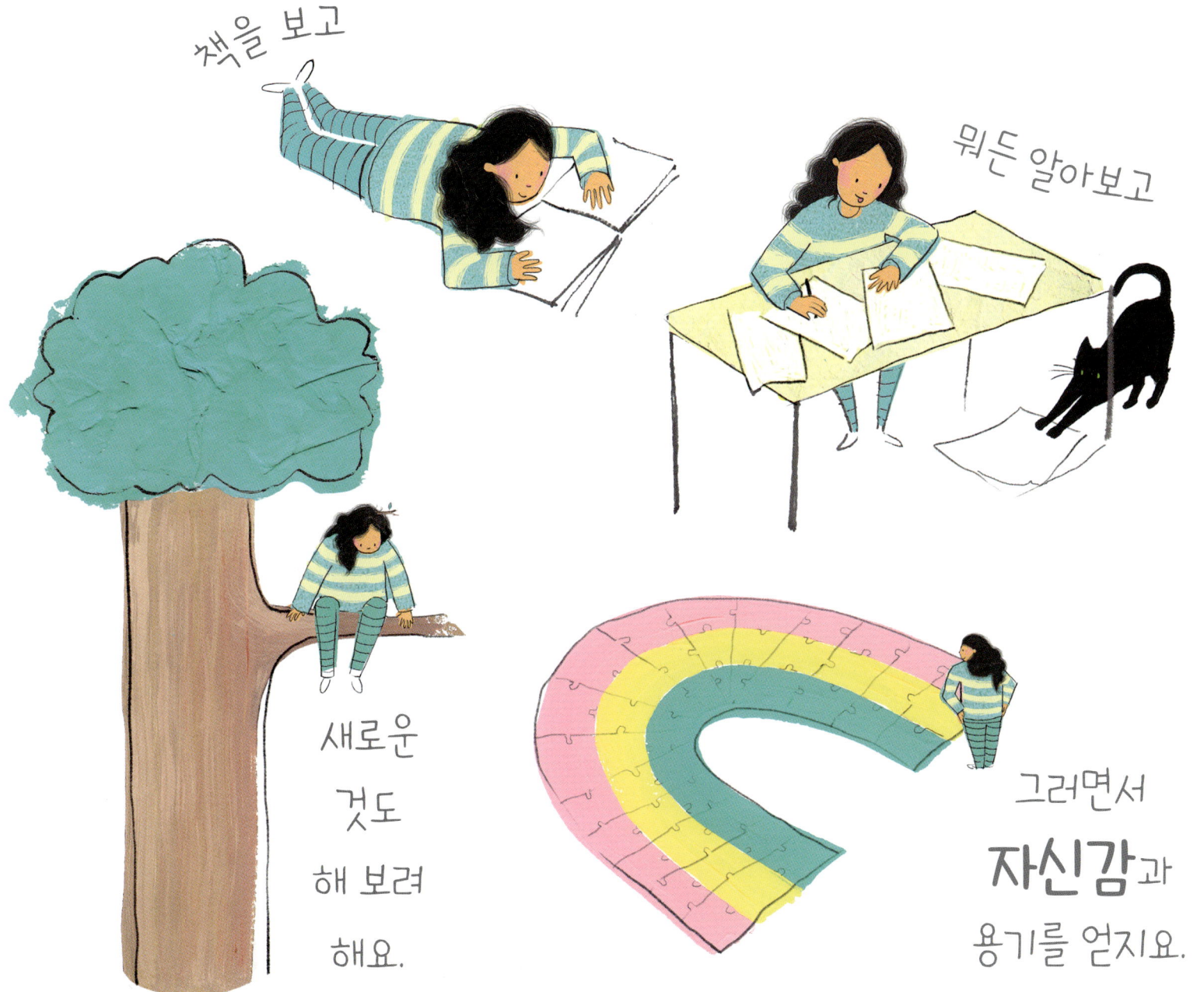

그런데 이렇게 똑 부러진 사미라에게도
고개를 갸우뚱하게 만드는 게 있어요. 그건 바로

생리!

사미라는 이게 뭔지 **모르겠어요!**
어른들이 하는 이야기를 들어 보니
생리를 재밌게 말하더라고요.

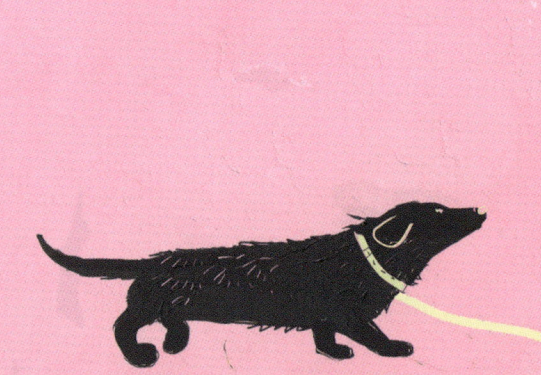
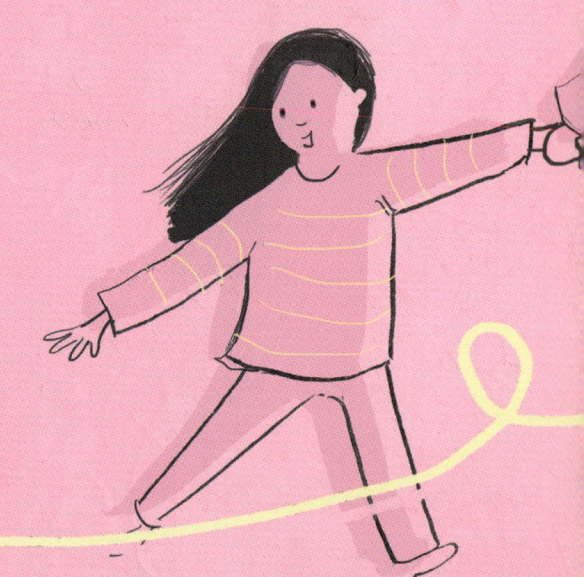

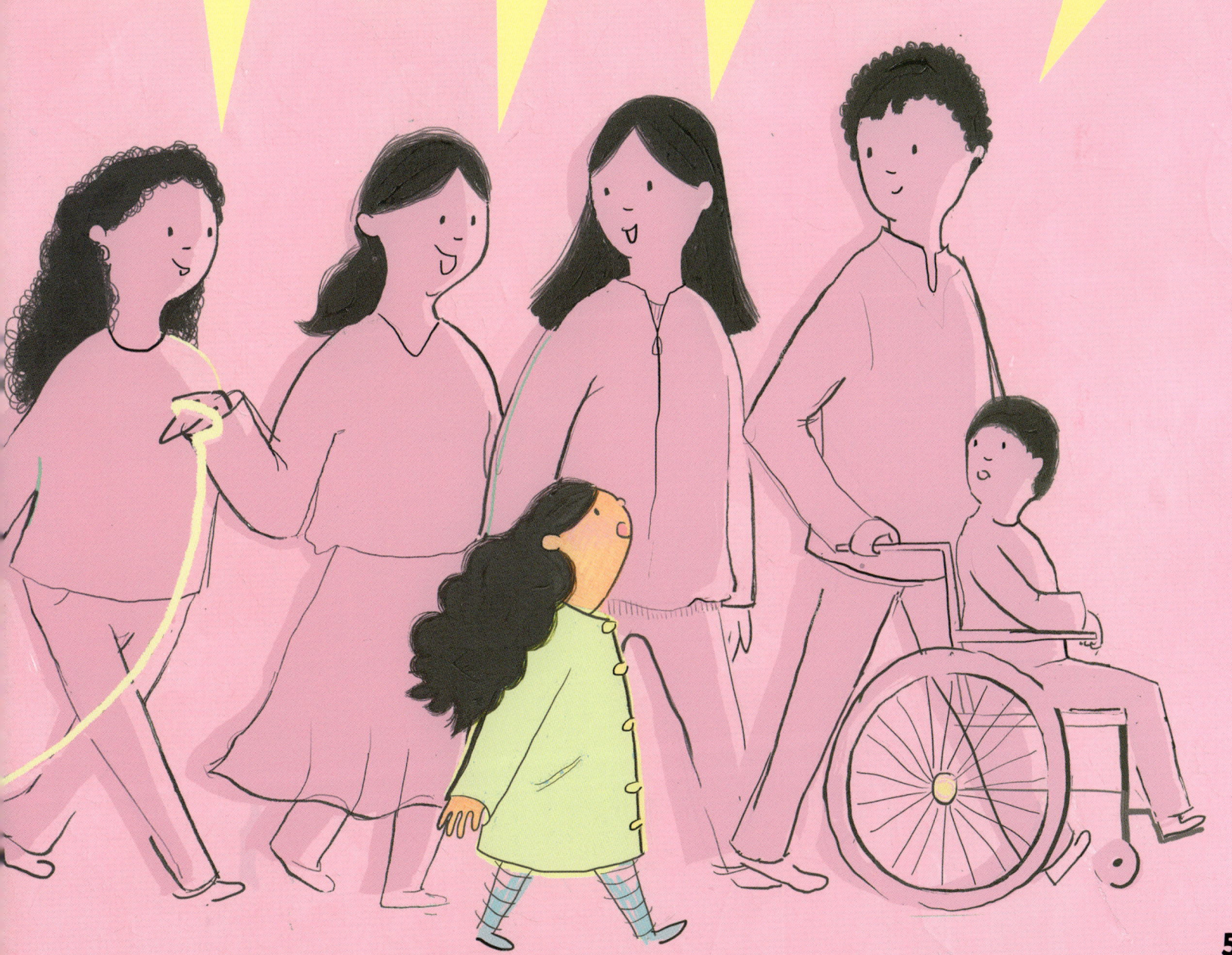

사미라는 마트에서 생리 용품으로
가득 찬 선반을 봤어요!

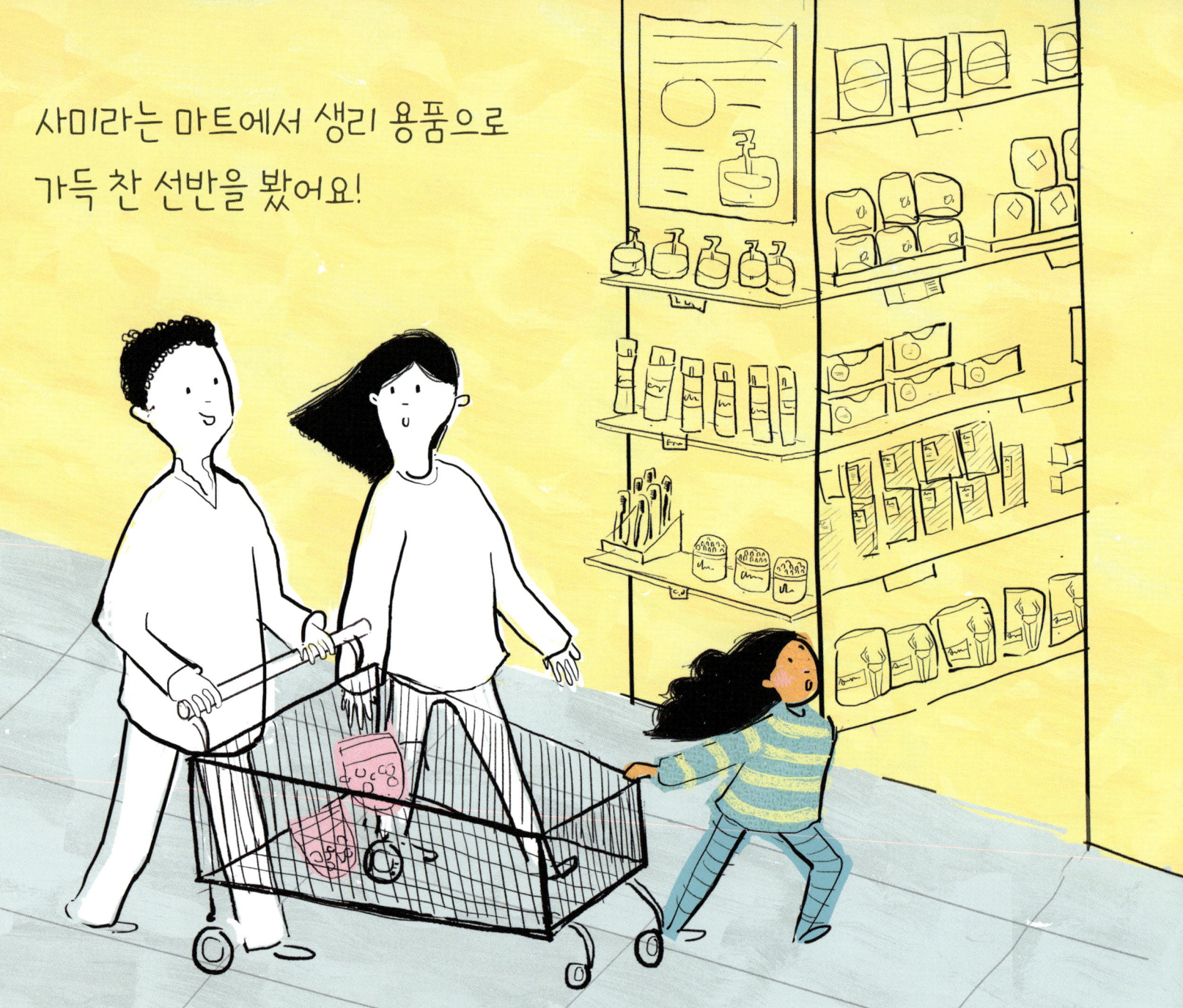

분홍색, 하얀색, 대형, 중형, 유기농, 순면
심지어 날개가 달렸다는 것도 있었어요.

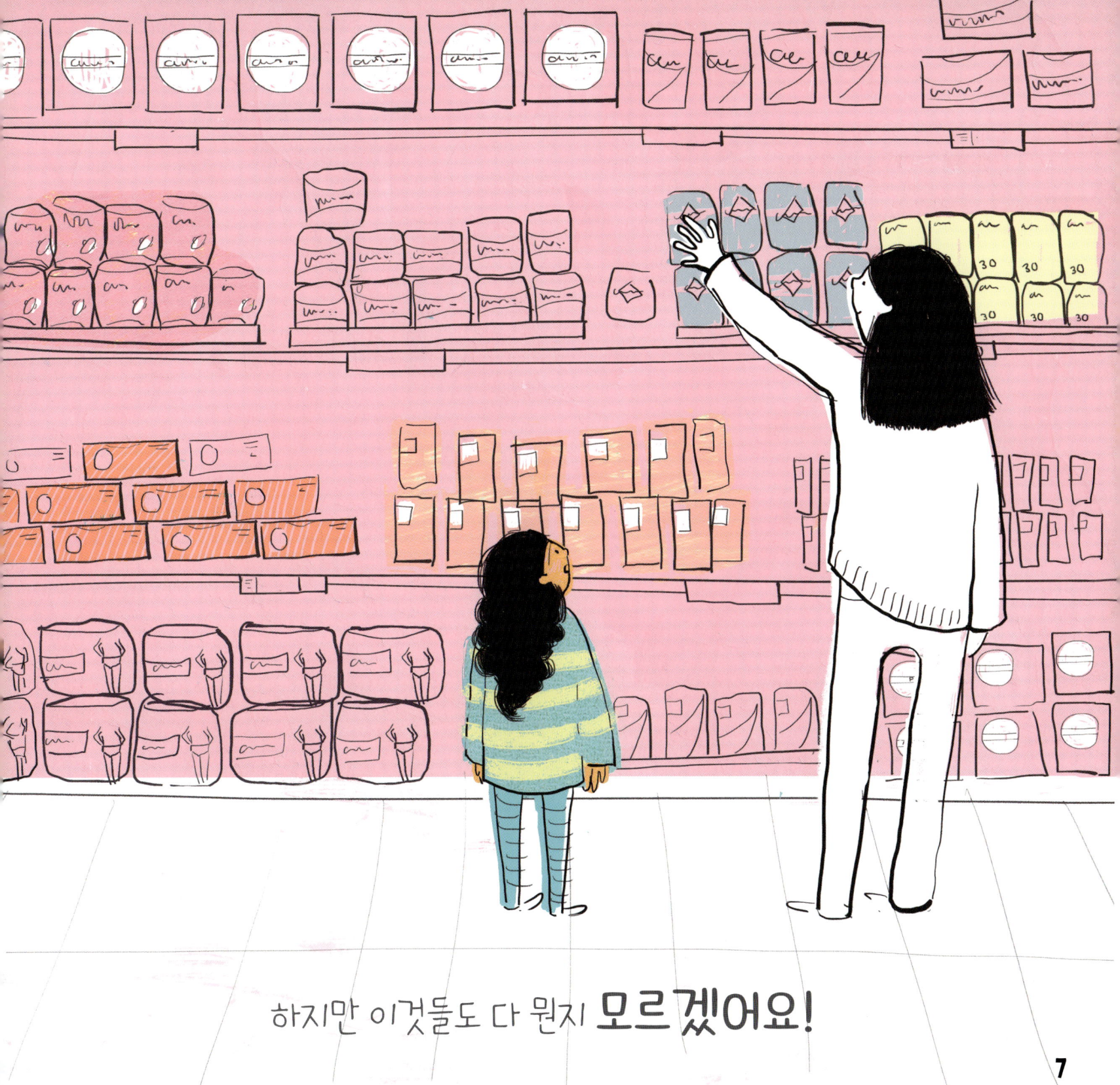

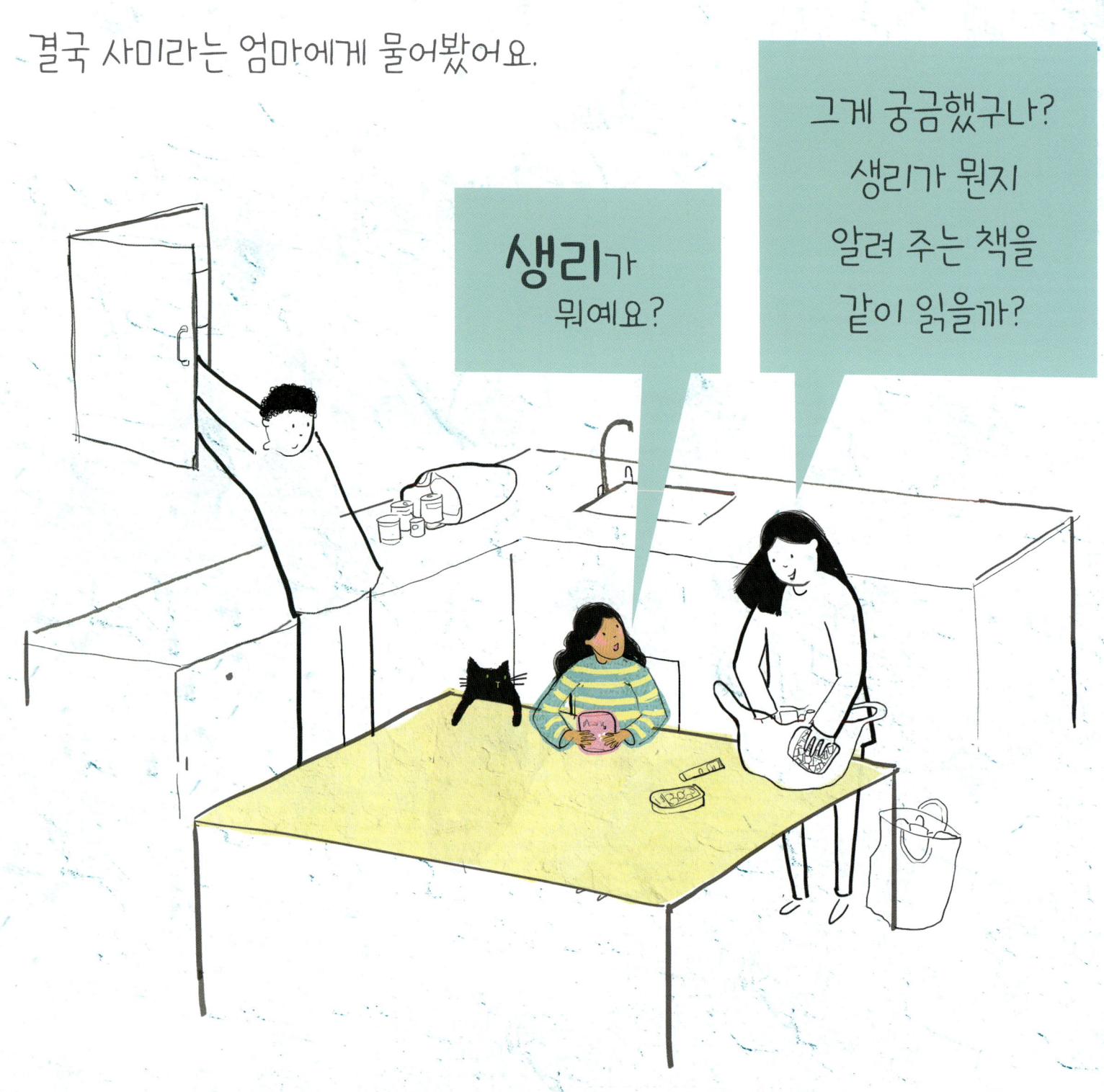

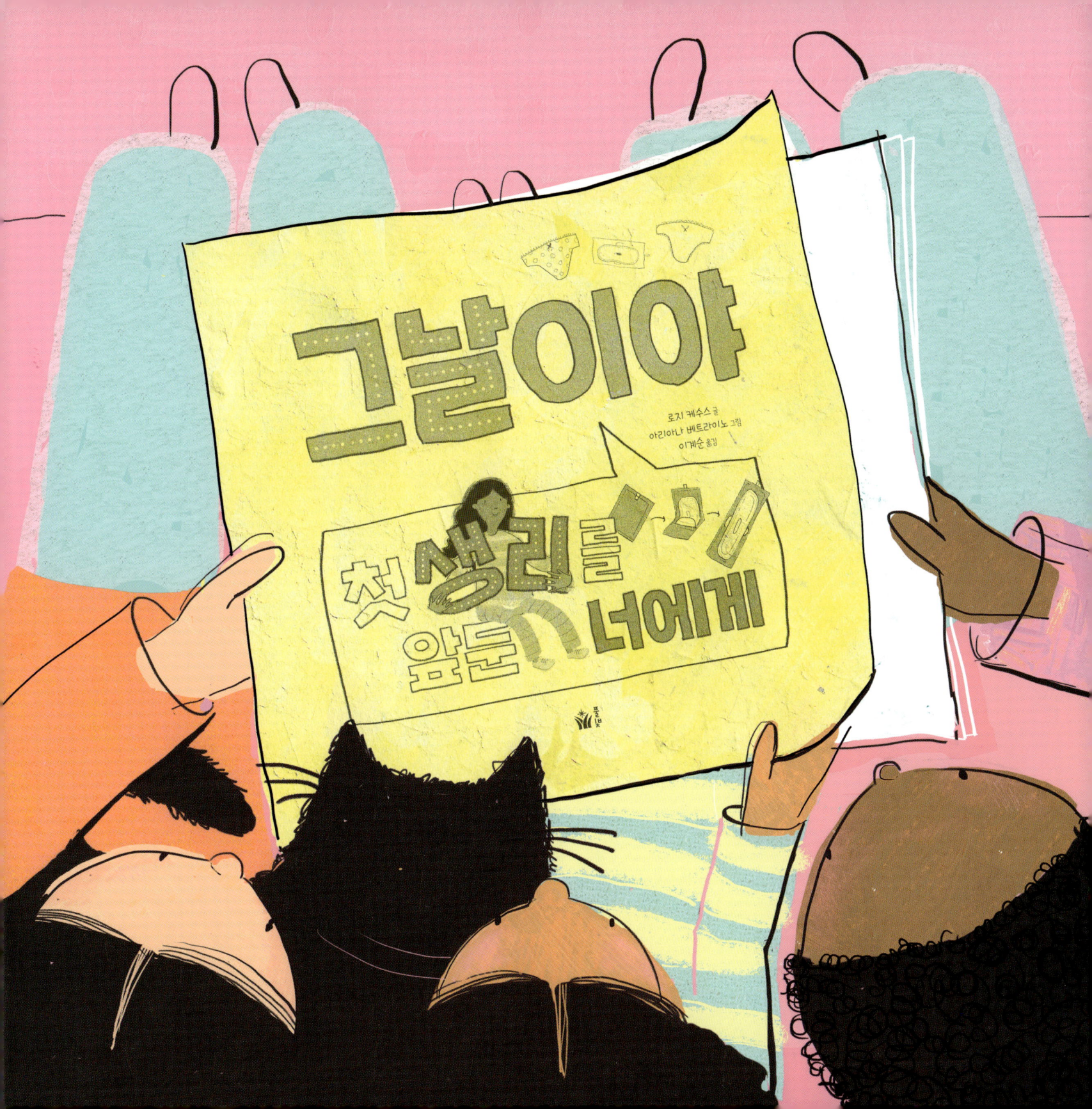

여성의 몸에는 **자궁**이라는 놀라운 기관이 있어요.
아래 그림은 여성의 생식기를 그린 거예요.

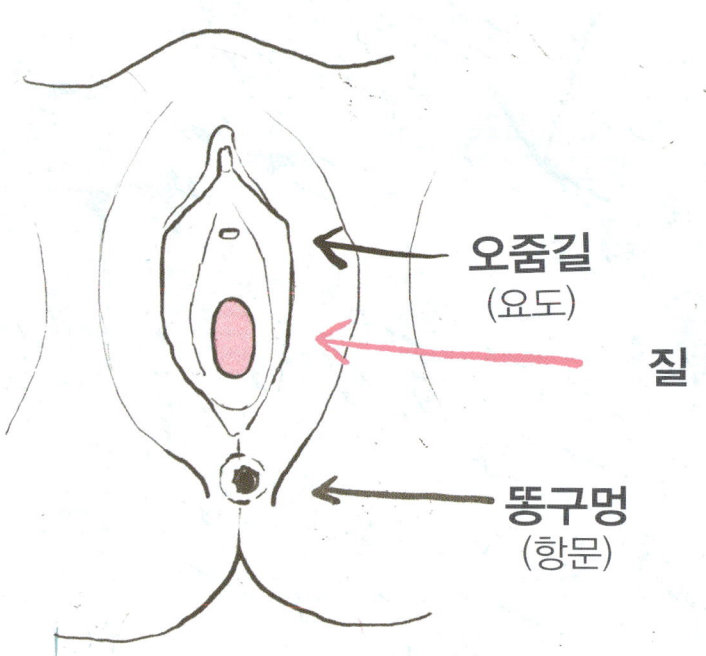
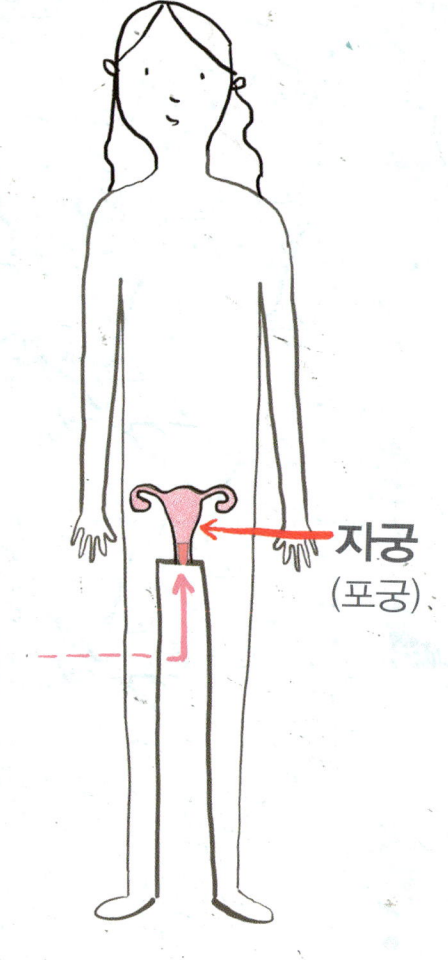

오줌길 (요도)

질

똥구멍 (항문)

자궁 (포궁)

요도는 오줌이 나오는 곳이에요. **항문**은 똥이 나오는 곳이고요.
그 사이에 있는 구멍인 **질**은 자궁으로 이어져 있어요.

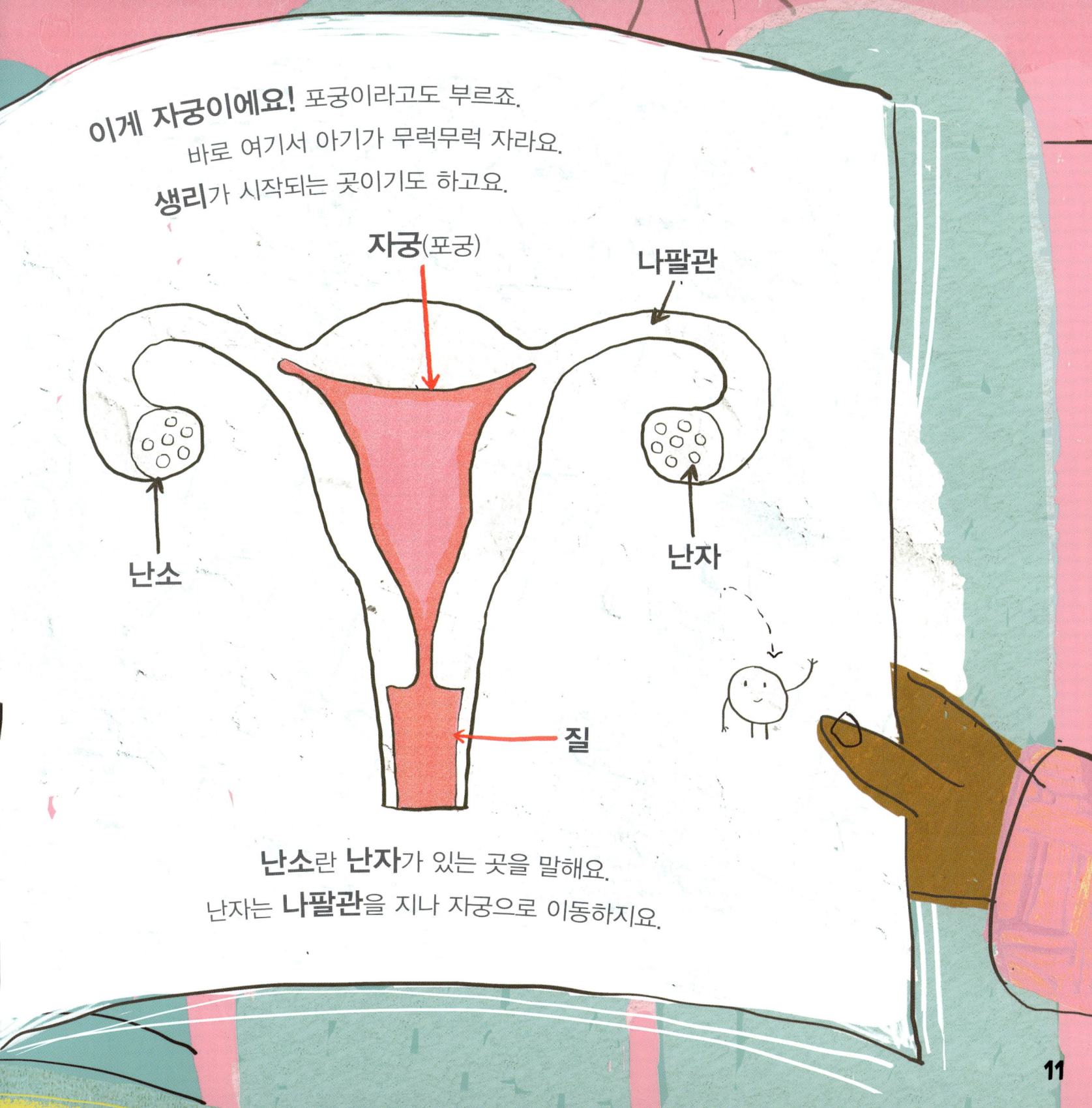

이게 자궁이에요! 포궁이라고도 부르죠.
바로 여기서 아기가 무럭무럭 자라요.
생리가 시작되는 곳이기도 하고요.

자궁(포궁)
나팔관
난소
난자
질

난소란 **난자**가 있는 곳을 말해요.
난자는 **나팔관**을 지나 자궁으로 이동하지요.

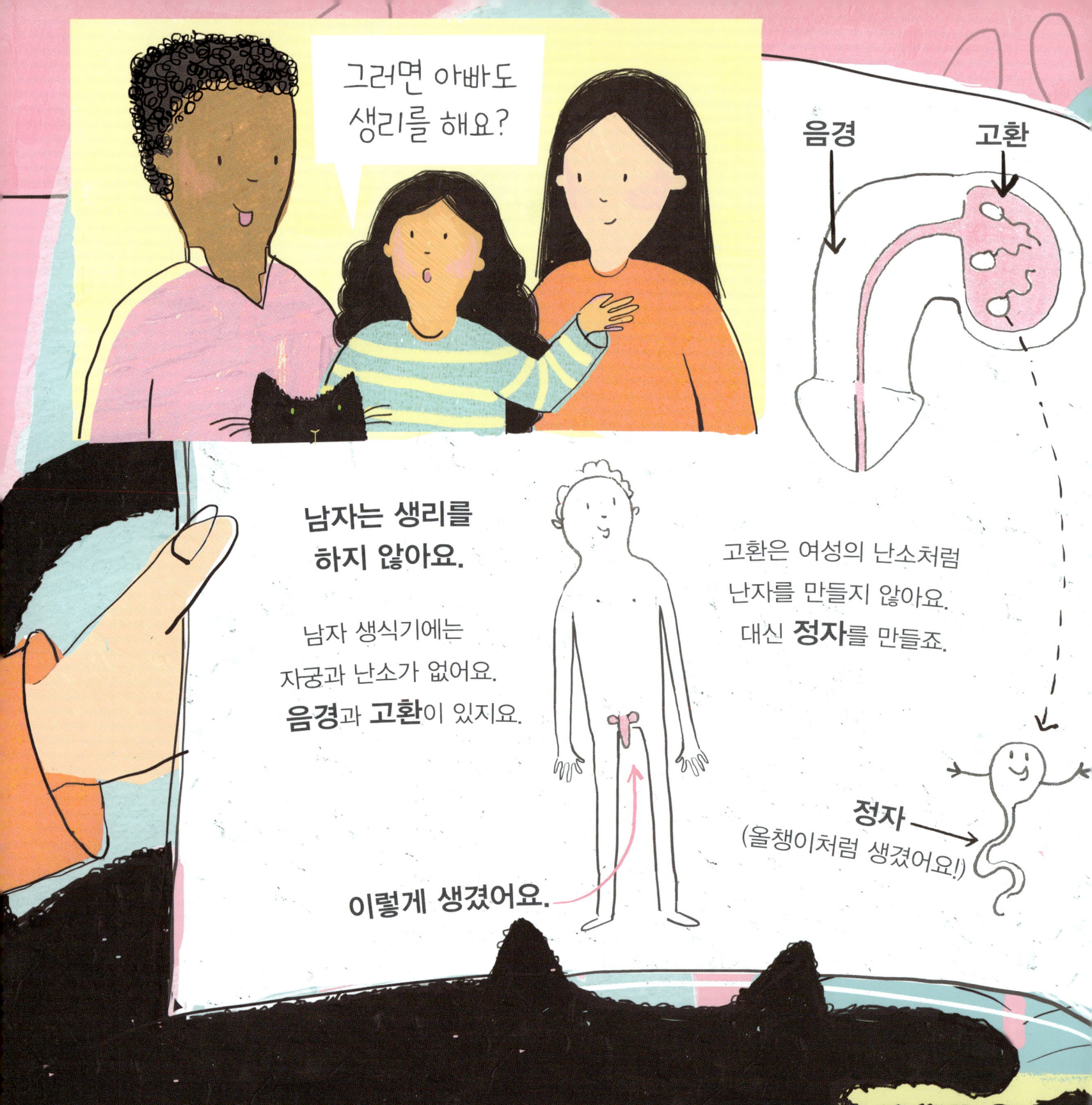

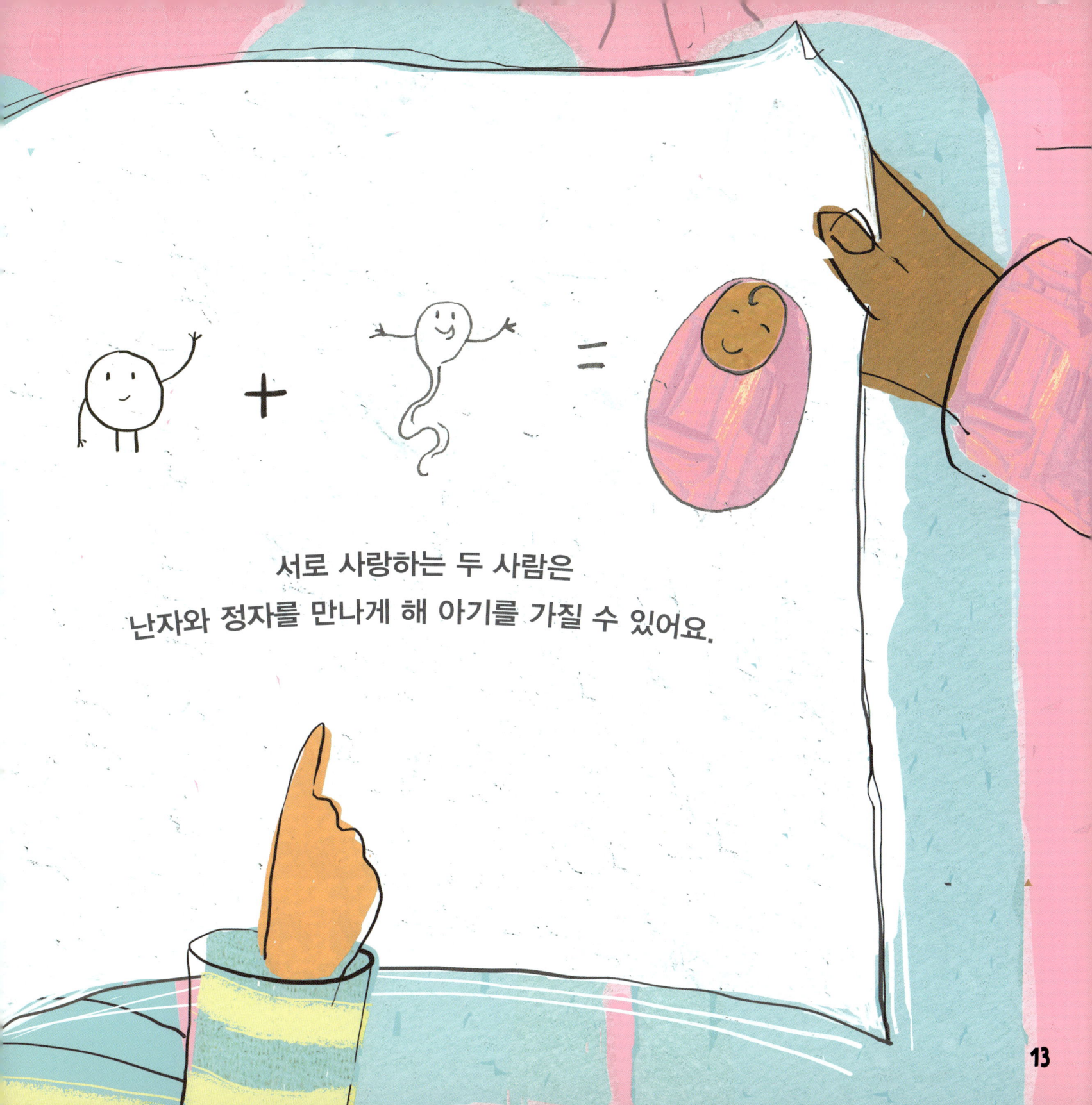

서로 사랑하는 두 사람은
난자와 정자를 만나게 해 아기를 가질 수 있어요.

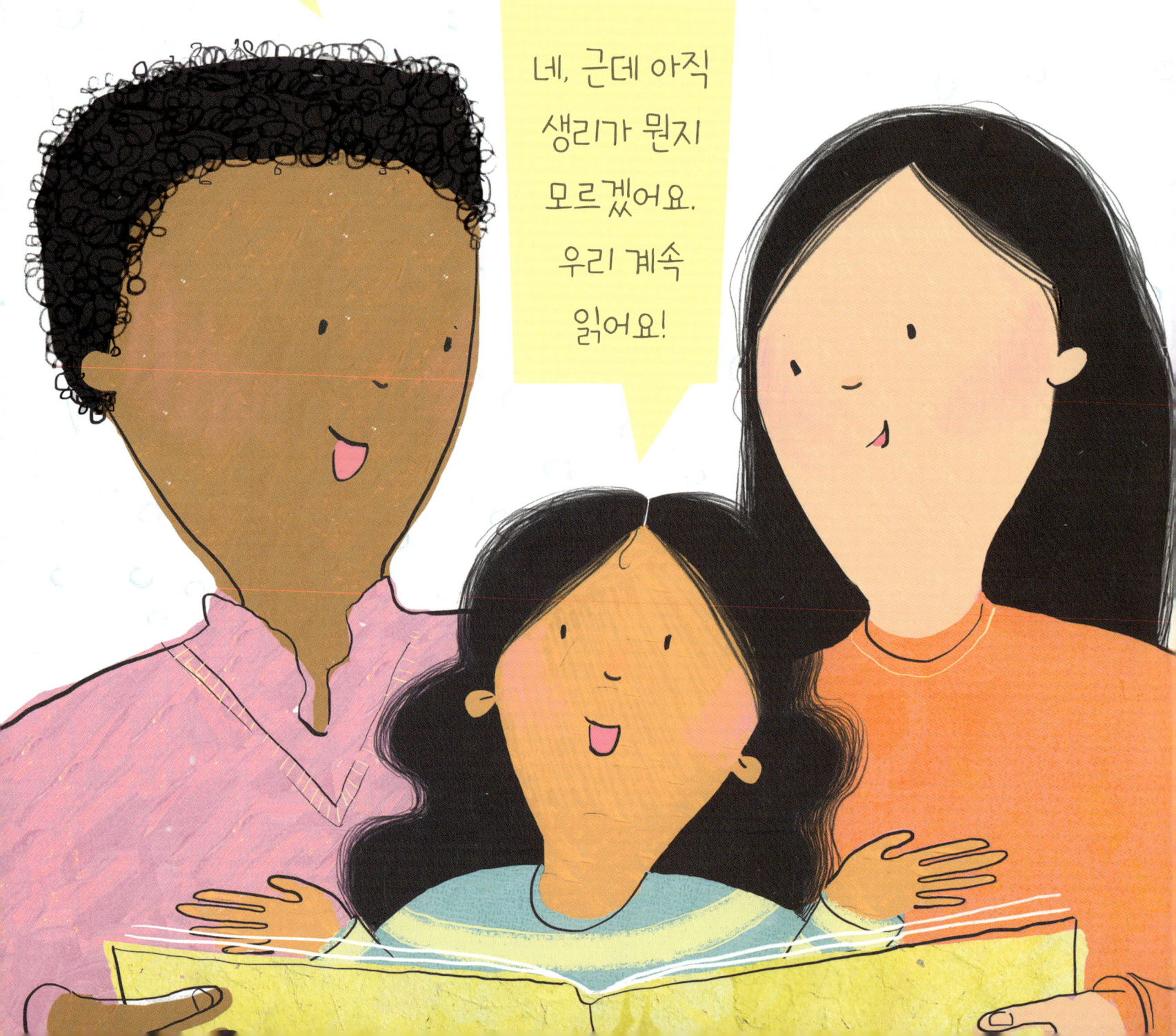

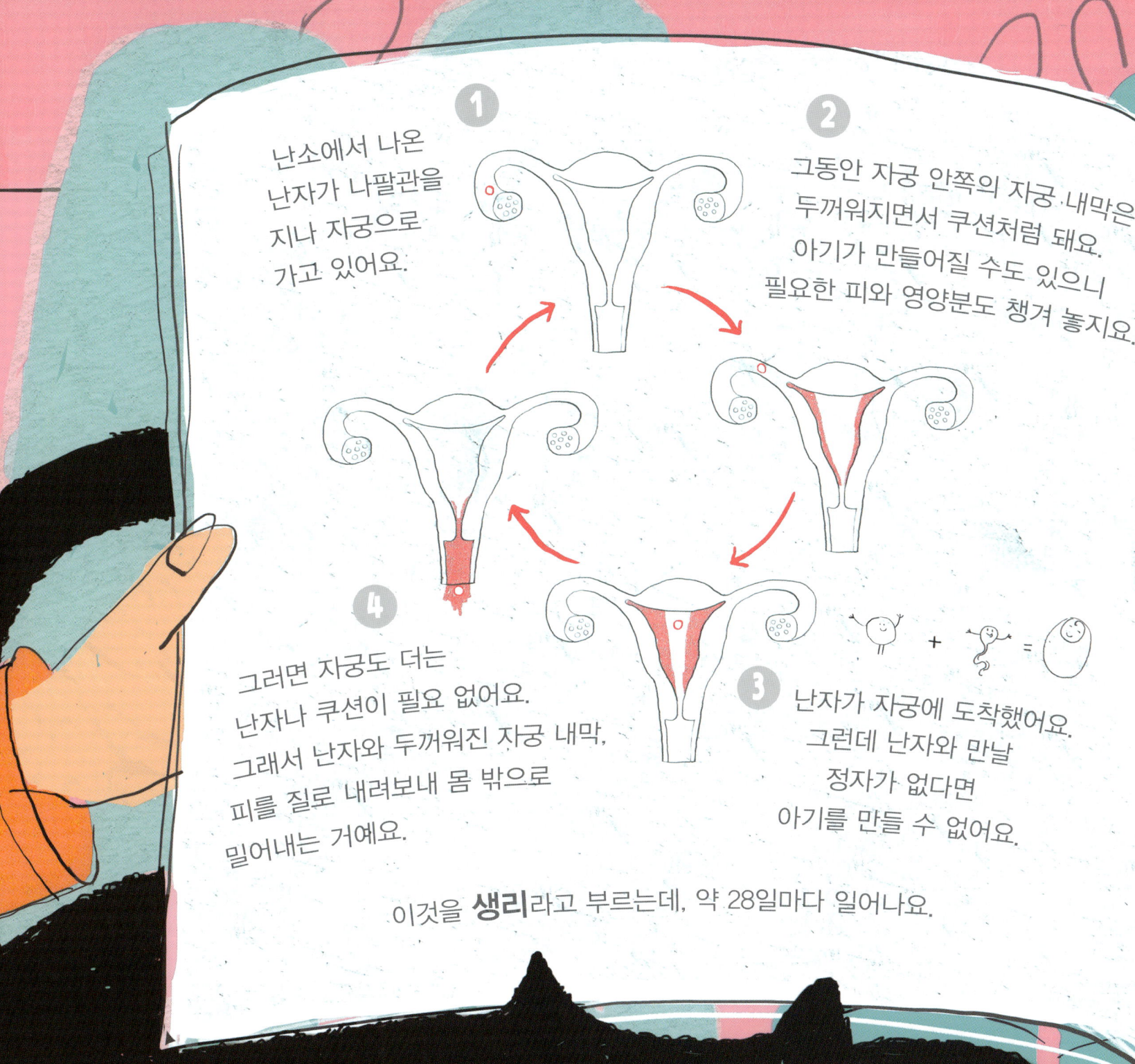

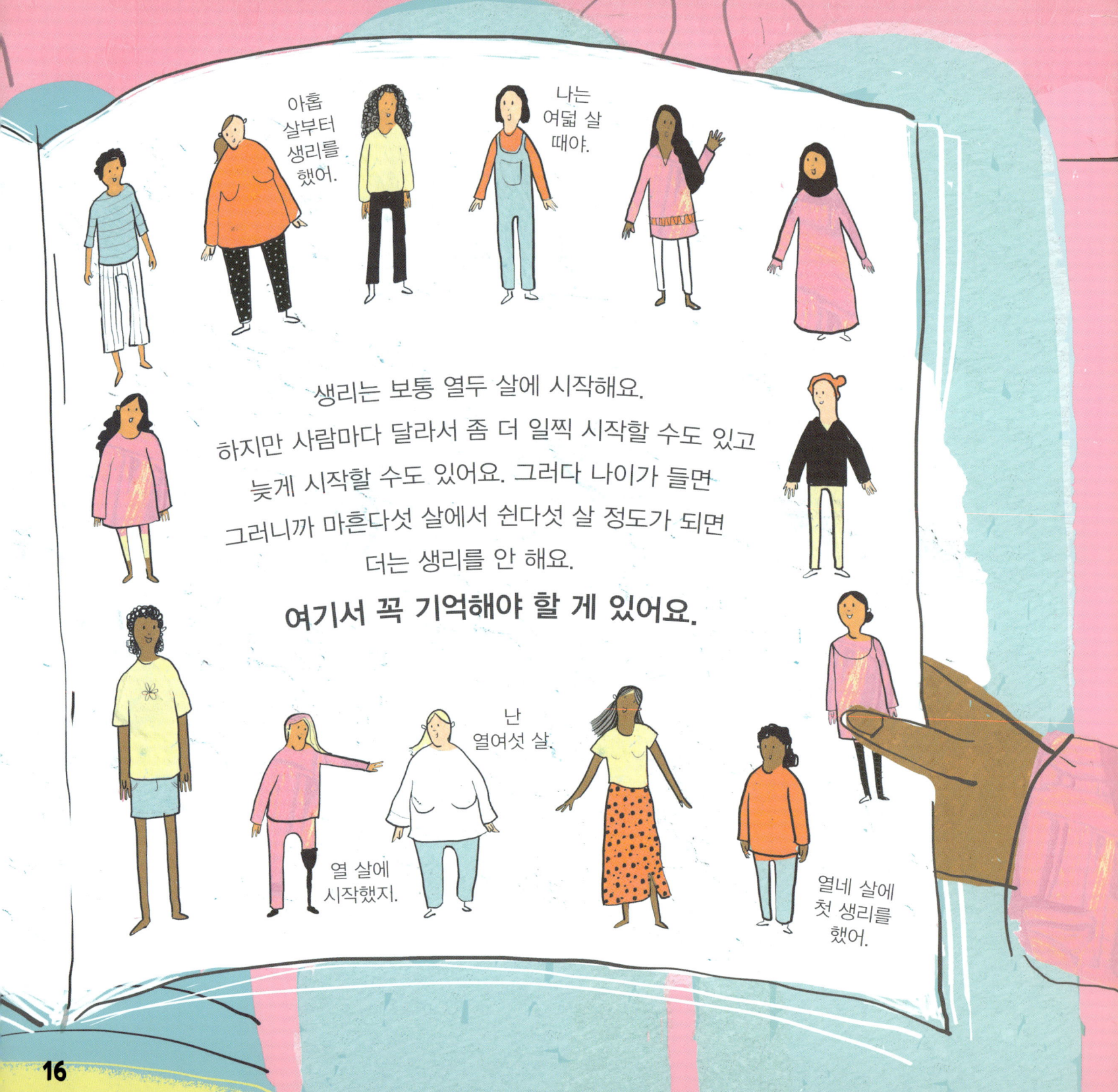

생리를 한다는 건, 건강하게 잘 자라고 있다는 뜻이에요.

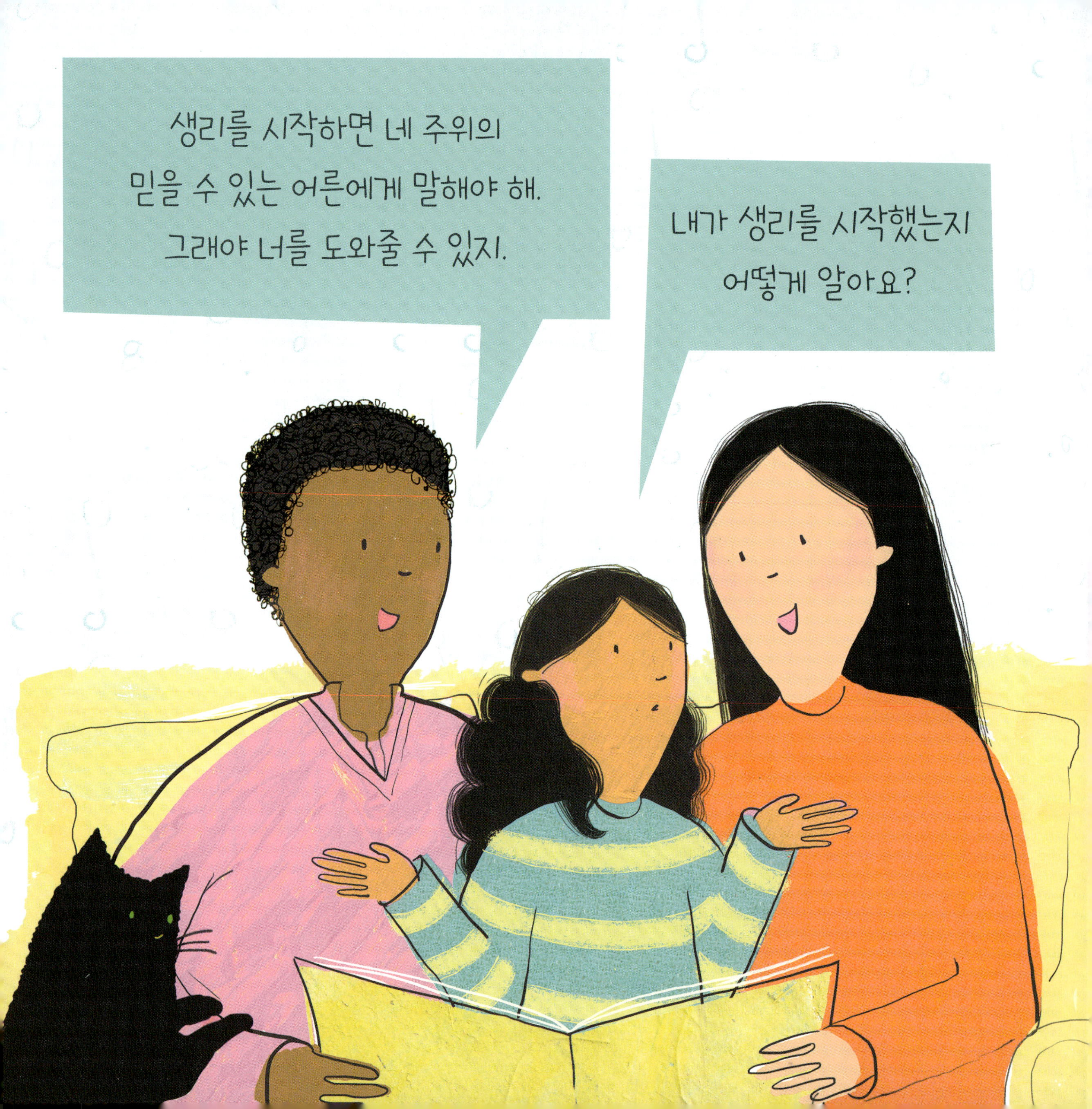

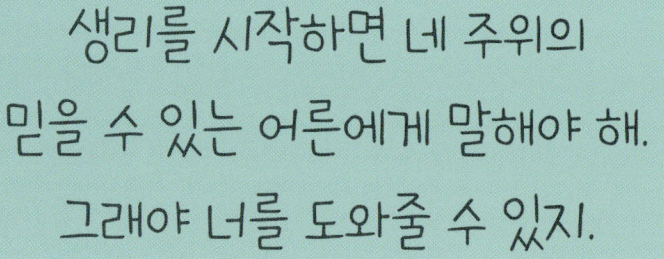

약간 **예민**하다고 느껴지거나,

화가 나거나,

슬프거나,

피곤하거나,

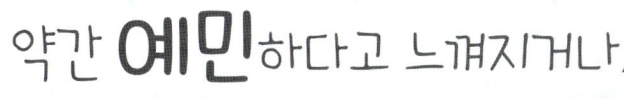

아랫배가 살살 아플 수도 있어.

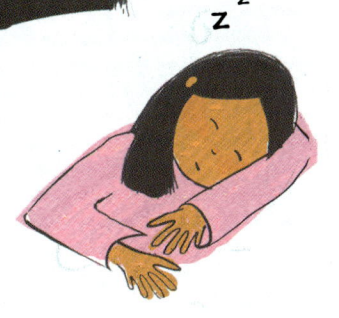

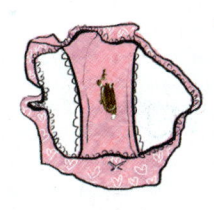 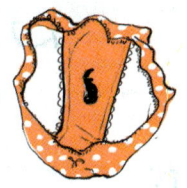 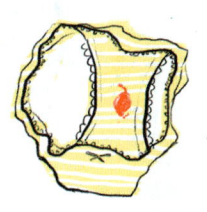

팬티에 피가 묻었다면 생리를 시작한 게 확실해.

(피는 갈색이나 검은색, 빨간색으로 보일 수 있어.)

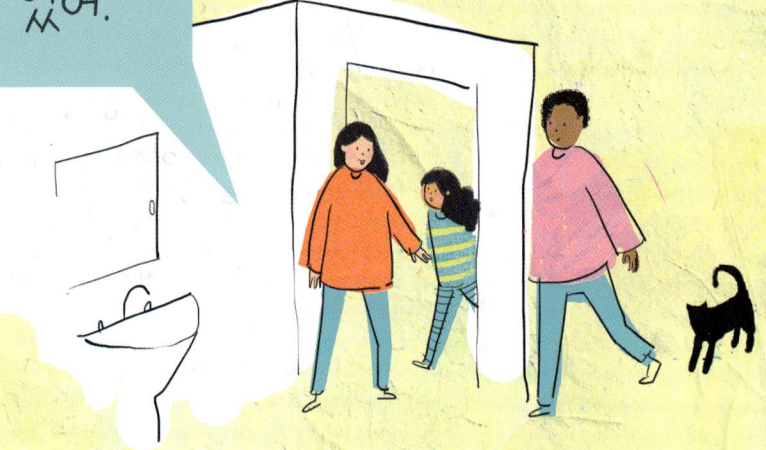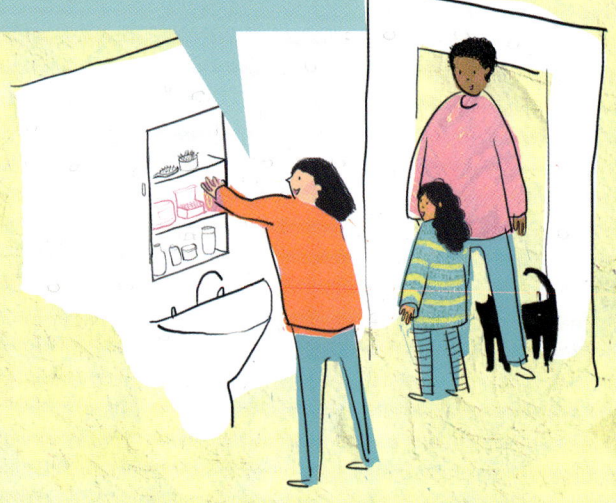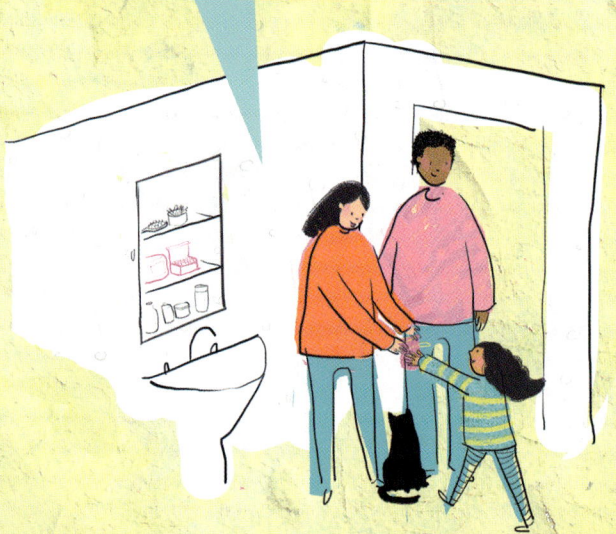

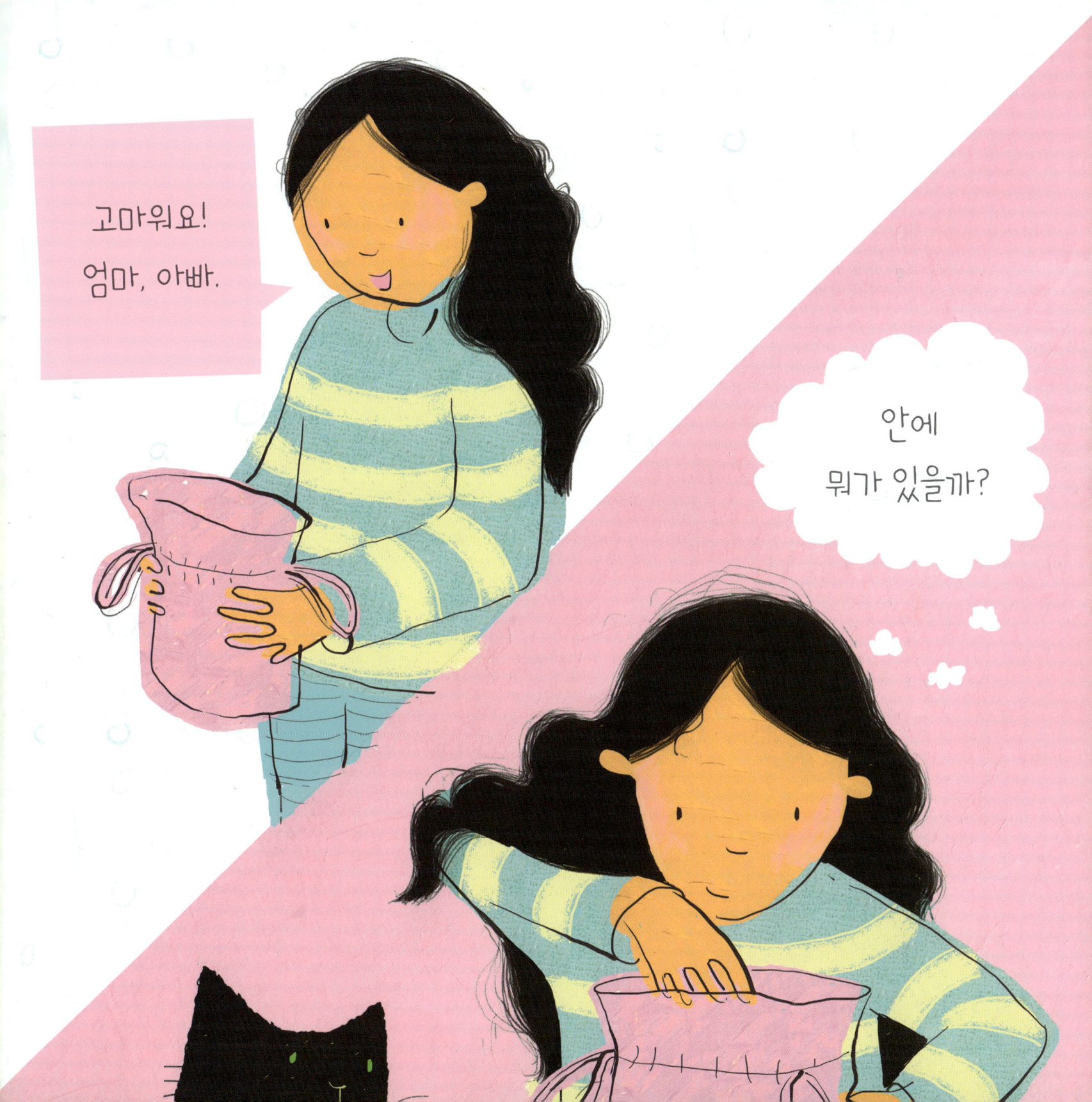

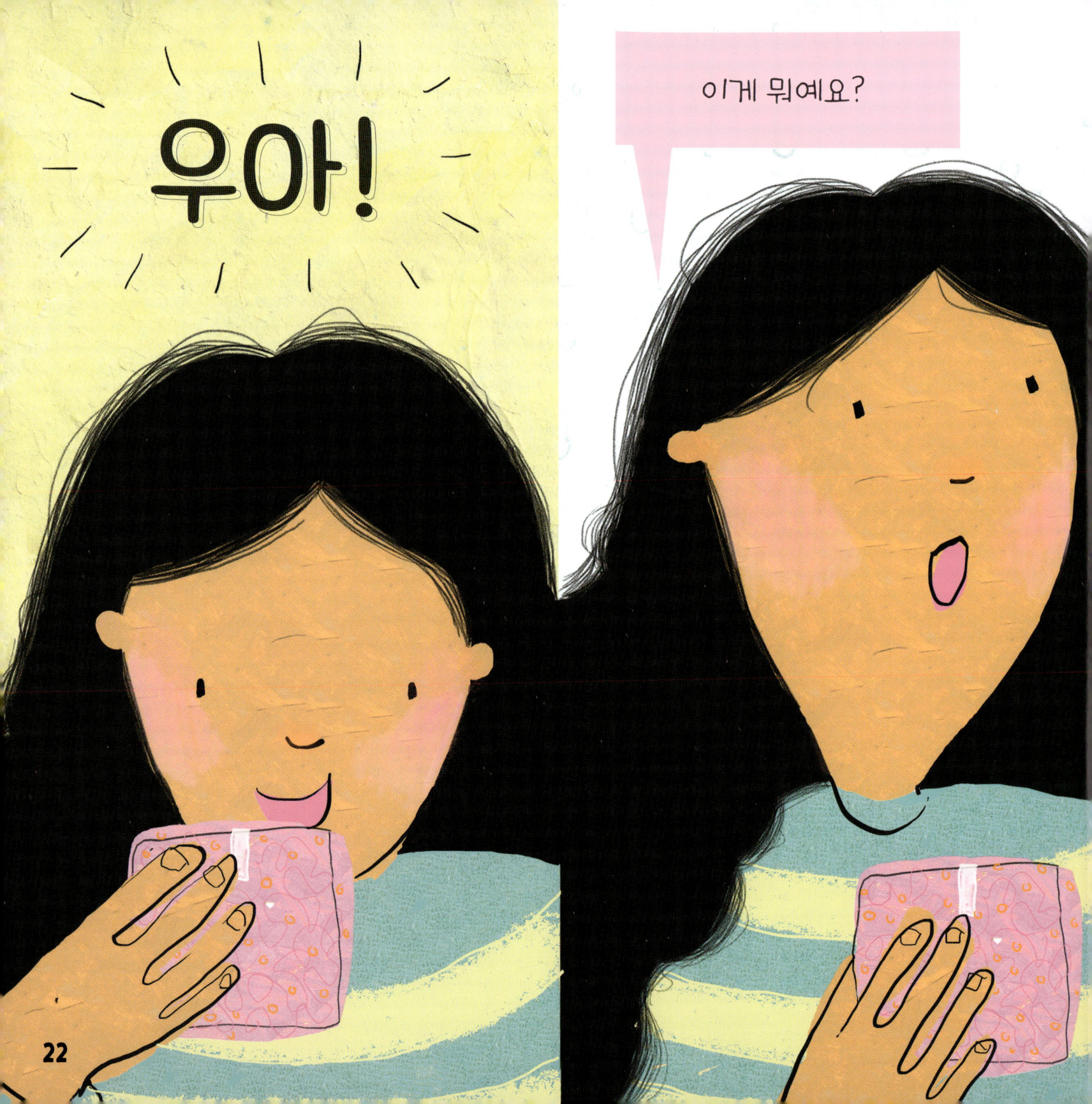

생리대야. 생리를 할 때 피를 흡수해서 네가 편안하게 지낼 수 있도록 도와줘.

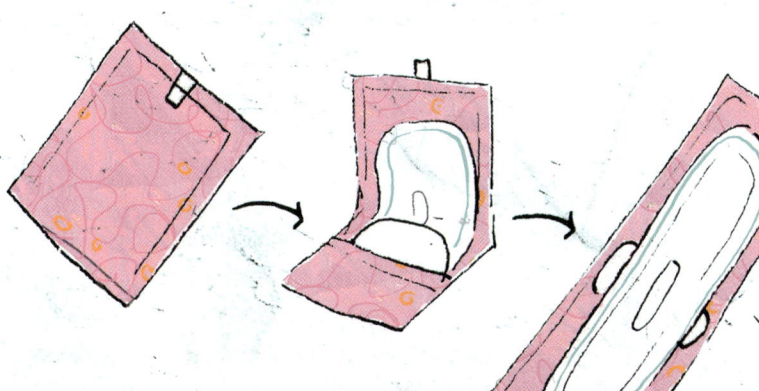

생리대는 네 시간에서 여섯 시간마다 갈아 주는 게 좋아.

다 쓴 생리대는 휴지나 생리대 포장지로 돌돌 말아 쓰레기통에 버리면 돼.

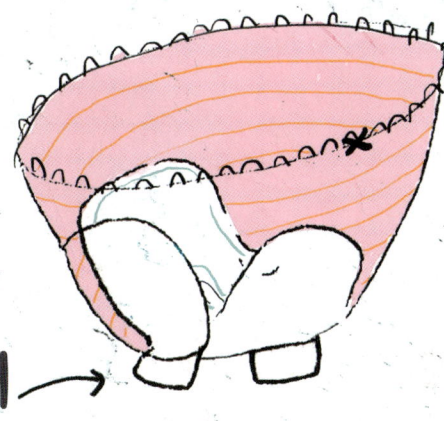

날개 →

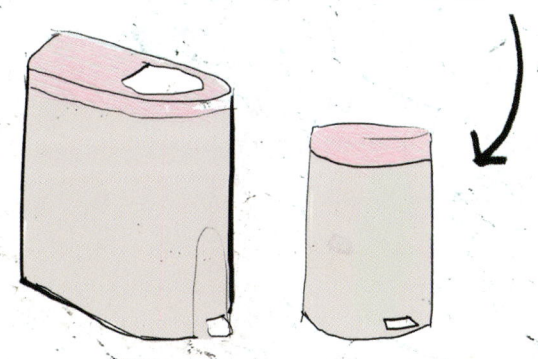

어떤 건 팬티를 감싸는 날개가 달려 있어서 생리대가 이리저리 움직이지 않게 해 줘.

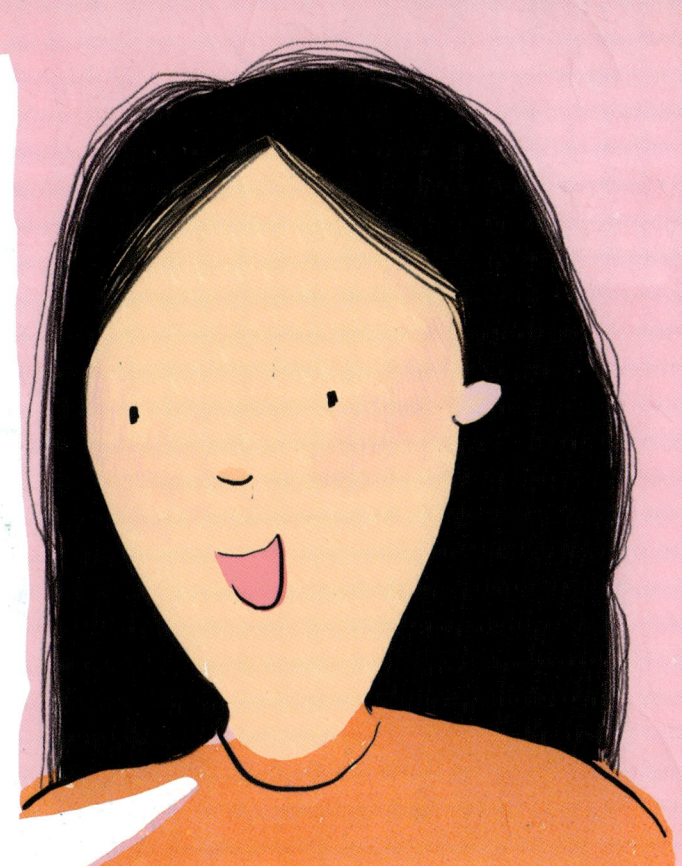

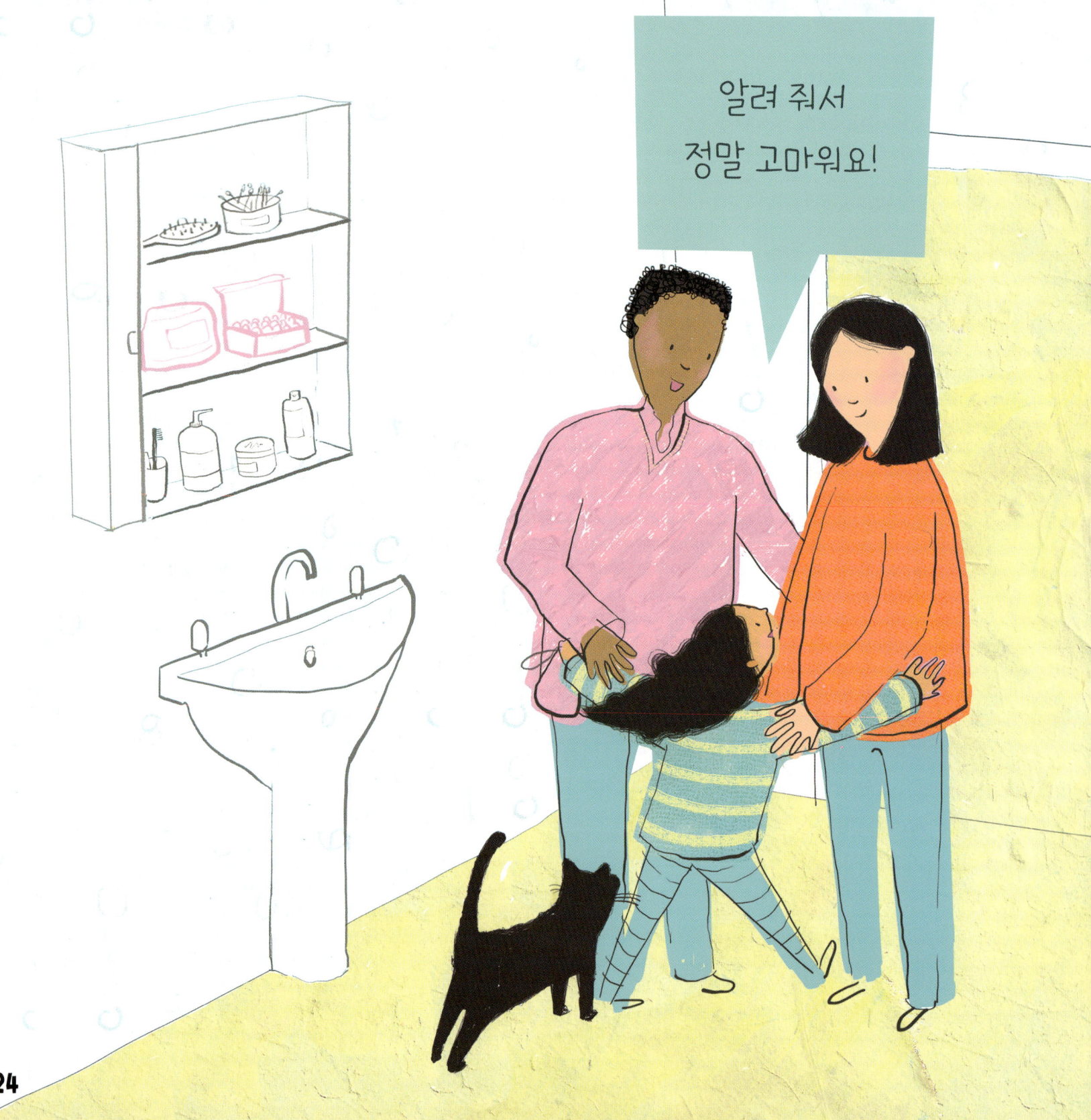

생리를 시작했을 때,
사미라는 전혀 걱정하지 않았어요!
이 말을 기억하고 있었거든요.

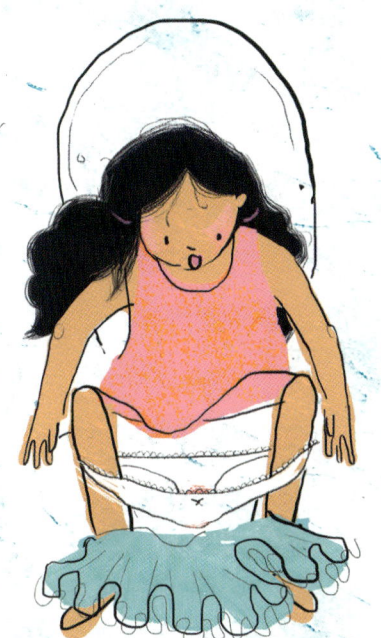

> 생리를 하는 것은 건강하게 잘 자라고 있다는 뜻이야.

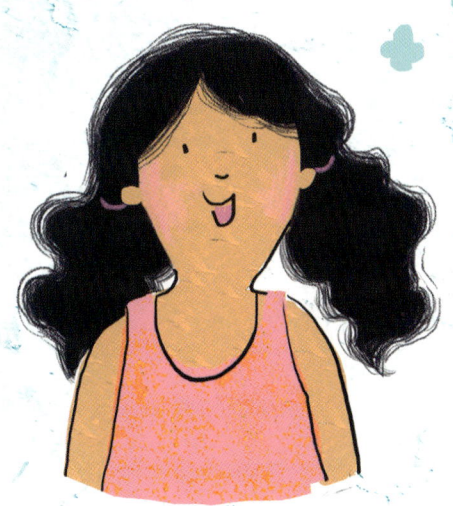

사미라는 생리대를 하고…

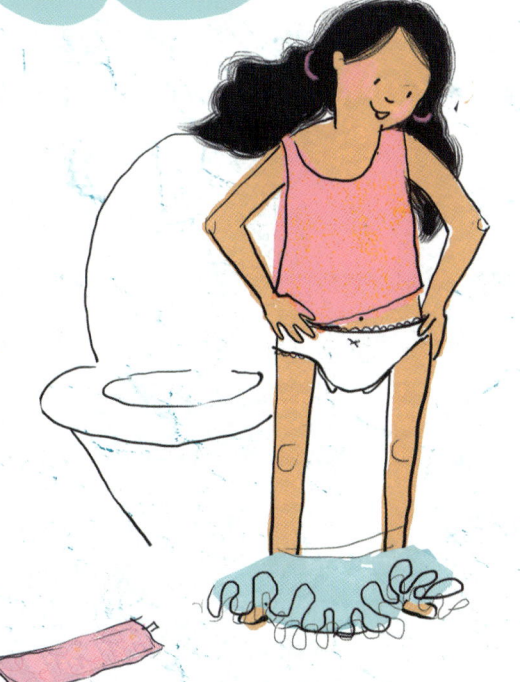

남은 하루를 즐겁게 보냈어요!

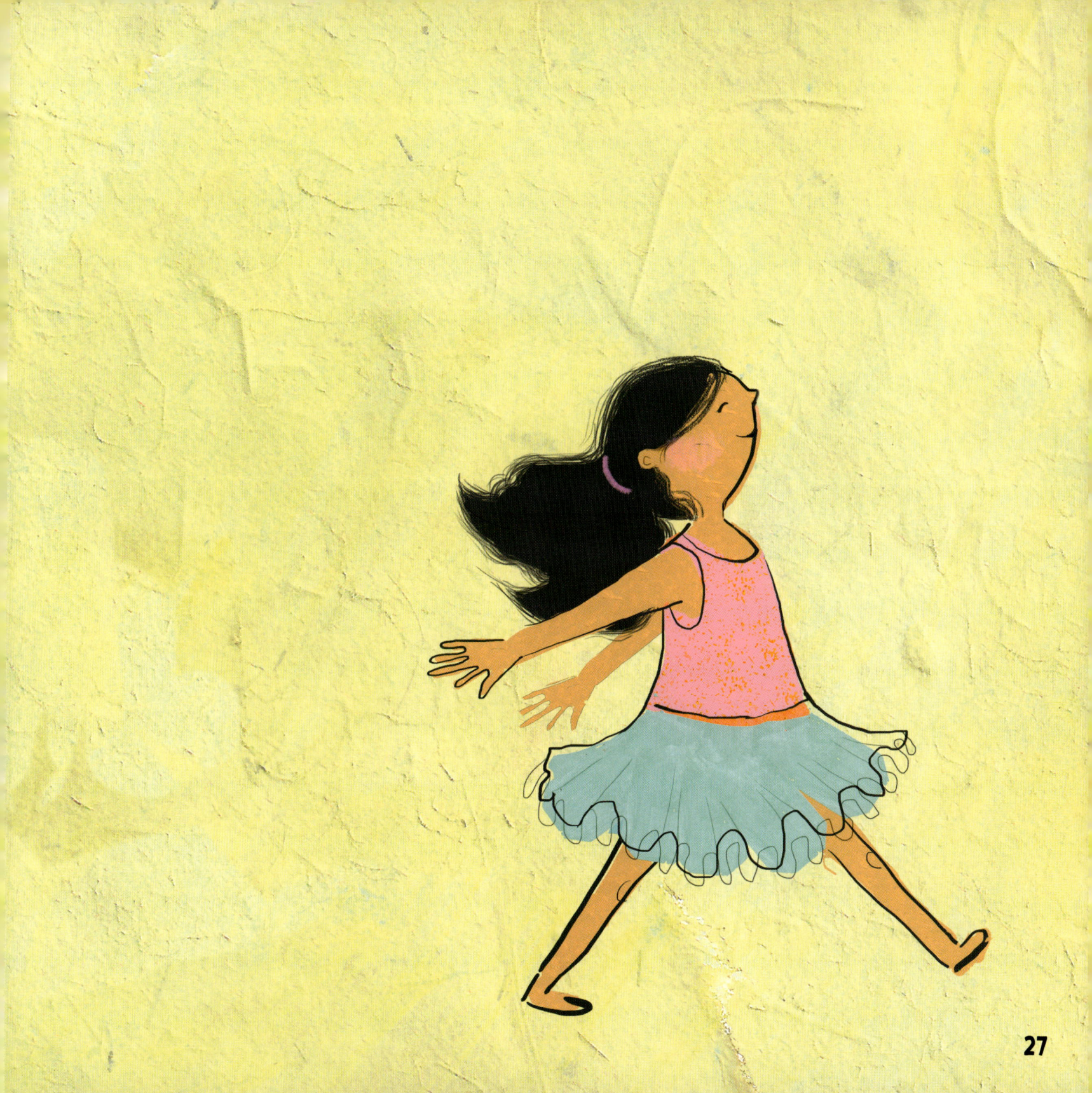

많은 여자아이가 생리를 무서워하거나 꺼려요. 하지만 그러지 않아도 돼요. 생리를 한다는 건 건강하게 잘 자라고 있다는 의미거든요. 처음에는 약간 거북할 수 있지만, 곧 익숙해질 거예요.

생리 용품에는 뭐가 있어요?

생리 용품에는 생리대, 탐폰, 생리 팬티, 생리컵 등이 있어요. 먼저 생리대는 가장 일반적으로 사용되는 생리 용품이에요. 생리대에 대해서는 앞서 사미라와 같이 자세히 알아봤죠? 다음으로 탐폰이 있어요. 탐폰은 이렇게 생겼어요.

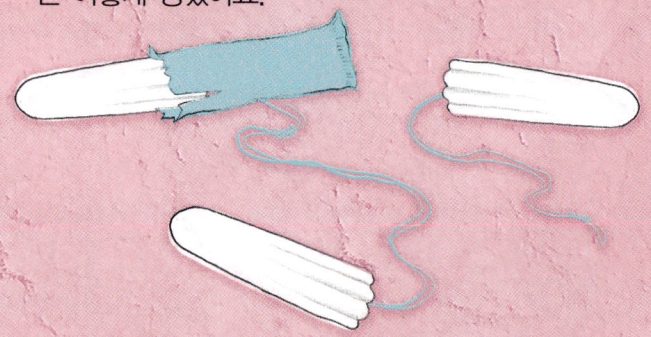

나한테 맞는 생리대가 무엇인지 어떻게 알 수 있어요?

지금 혼자 책을 읽고 있다면, 우선 보호자나 선생님 같은 믿을 수 있는 어른과 같이 읽도록 해요. 그분이 생리대를 골라 줄 거예요. 보통 피의 양이 많은 생리 초반에는 크고 두툼한 대형 생리대를, 피의 양이 많지 않을 때는 소형이나 팬티라이너를 쓸 수 있어요. 밤에 잘 때 쓰면 좋은 오버나이트 생리대도 있고요. 생리대가 집 안 어디에 있는지 꼭 알아 두도록 해요. 집을 나설 때는 가방에 챙겨 넣고요. 학교에서 생리를 시작했는데 생리대가 없다면, 선생님에게 이야기해 봐요. 챙겨 주실 거예요.

탐폰은 특수하게 만든 솜뭉치를 질 안에 넣어서 피를 빨아들이는 생리 용품이에요. 탐폰을 질 안에 넣었을 때 끝에 매달린 실은 몸 밖으로 빠져나와 있어요. 다 쓴 다음 이 실을 잡아당겨 탐폰을 쏙 빼내면 돼요. 드물지만 탐폰을 넣었다가 오래 빼지 않으면 위험해질 수 있어요. 사용 전에 꼭 안전한 방법을 배워야 한답니다. 생리 팬티는 팬티에 면 생리대가 합쳐진 것으로 생각하면 돼요. 팬티처럼 입으면 돼서 편하지만, 청결하게 세탁을 해야 하죠. 생리컵은 실리콘으로 만든 작

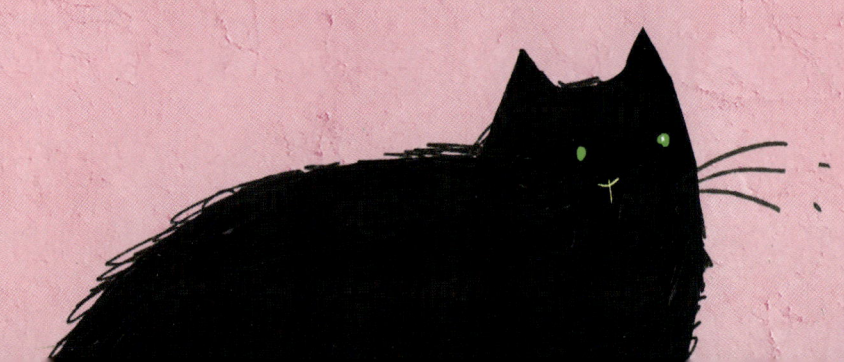

은 종 모양으로 생겼어요. 탐폰처럼 질 안에 넣지만, 피를 흡수하는 것이 아니라 피를 받아내는 것이에요. 처음 생리를 시작했을 때는 사용 방법이 그나마 쉬운 생리대를 사용하는 것이 편할 거예요. 몸과 마음이 큰 다음 다양한 생리 용품에도 도전을 해 봐요. 자신에게 맞는 생리 용품을 찾을 수 있을 거예요.

다음 생리가 언제 시작하는지 알 수 있나요?

생리는 보통 28일마다 돌아오지만, 더 늦게 오거나 빨리 올 수 있어요. 생리를 시작하면 달력에 그 날짜를 표시해 두는 게 좋아요. 다음 생리가 언제 시작하는지 예상할 수 있거든요. 하지만 첫 생리를 하고 나서 몇 달 동안 생리를 안 할 수도 있어요. 걱정 말아요. 정상이에요. 곧 안정을 찾으면서 규칙적으로 생리를 하게 될 거예요.

아무래도 생리가 정상적이지 않은 것 같아요. 어떻게 하죠?

조금이라도 걱정된다면 믿을 만한 어른에게 물어보도록 해요. 병원에 가 볼 수도 있고요. 생리 때문에 당황해서 혼자 끙끙대지 말고 이야기를 나눠 봐요. 걱정을 가라앉히는 데 도움이 될 거예요.

돈이 없어서 생리 용품을 살 수 없다면 어떻게 하죠?

좋은 소식이 있어요. 우리나라에서는 학생들에게 생리 용품을 지원하고 있어요! '여성청소년 생리대 바우처 지원 사업'이라고 부르죠. 그러니까 꼭 선생님과 이야기를 나눠 봐요. 어떻게 하면 좋을지 알려 주실 거예요.

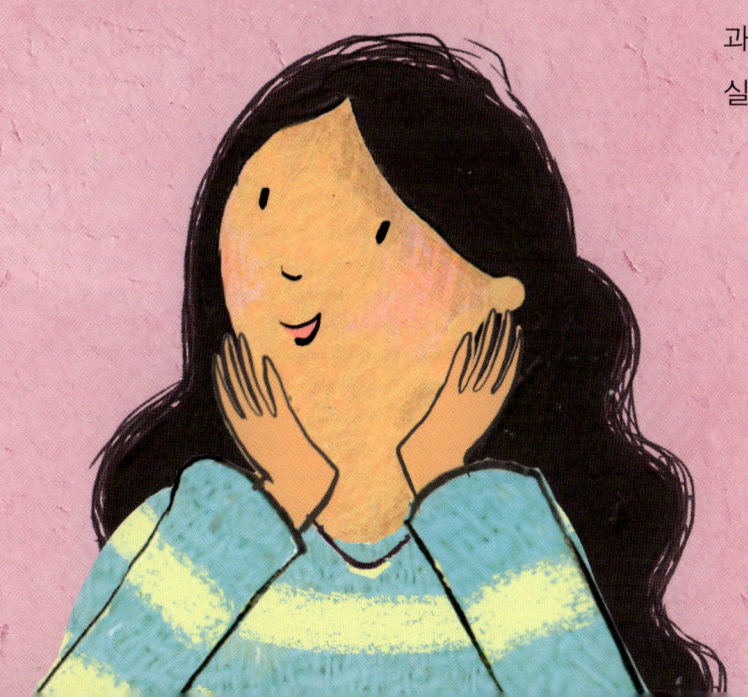

사춘기가 뭐예요?

자라면서 몸의 변화가 생기는 시기가 있어요. 이런 변화는 아주 자연스러운 일로, 이러한 시기를 **사춘기**라고 불러요. 사춘기는 몸과 마음이 어른으로 성장하는 시기예요. 몸에서 성호르몬 나와서 2차 성징이 나타나고 몸이 바뀌기 시작하죠. 사춘기는 열두 살 즈음에 오지만, 이보다 빨리 올 수도 있고 늦게 올 수도 있어요. 사람의 몸은 다 다르니까요. 여자아이와 남자아이 모두 사춘기를 겪어요. 하지만 남자아이들이 겪는 변화는 여자아이들과는 달라요.

다음은 여자아이에게 나타날 수 있는 변화들이에요.

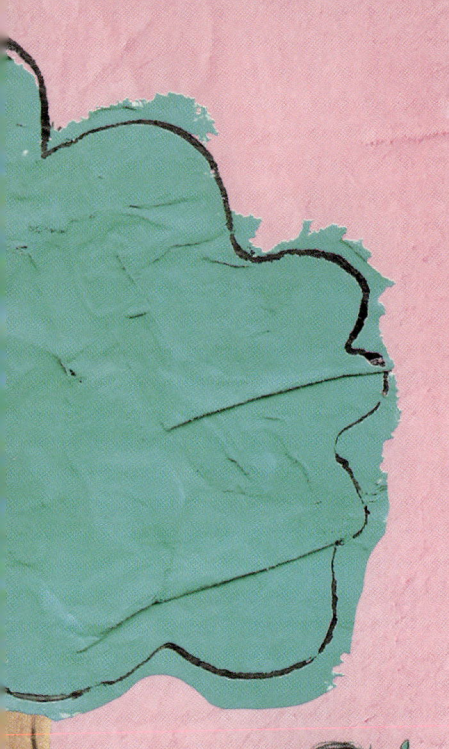

생리 건강하고 자연스럽게 자라고 있다는 뜻이에요.

털 겨드랑이와 다리, 생식기 주변에 털이 나요. 자연스러운 일이기 때문에 부끄러워하지 않아도 돼요.

가슴 가슴이 점점 커지기 시작해요. 그러면서 가슴이 좀 아플 수도 있어요. 혹시 가슴이 커지는 것이 부끄러워 구부정하게 다니나요? 사람은 다양한 크기와 모양의 가슴을 가지고 있어요. 부끄러워할 필요 없답니다.

냉 질에서 나오는 끈끈한 액체로 대하, 질 분비물로도 불러요. 생리 전이나 후 팬티에 냉이 묻어 있어요. 호르몬 때문에 그런 거고, 전혀 걱정하지 않아도 돼요.

감정 버럭 화가 나거나 갑자기 슬퍼지는 등, 감정이 오르락내리락해요. 이것도 우리 몸에서 나오는 호르몬이 바뀌어서 그런 거예요. 그러니까 정상이라는 뜻이죠.

땀 예전보다 좀 더 많이 날 거예요. 사춘기에 나타나는 자연스러운 일로, 샤워를 매일 하는 게 좋아요.

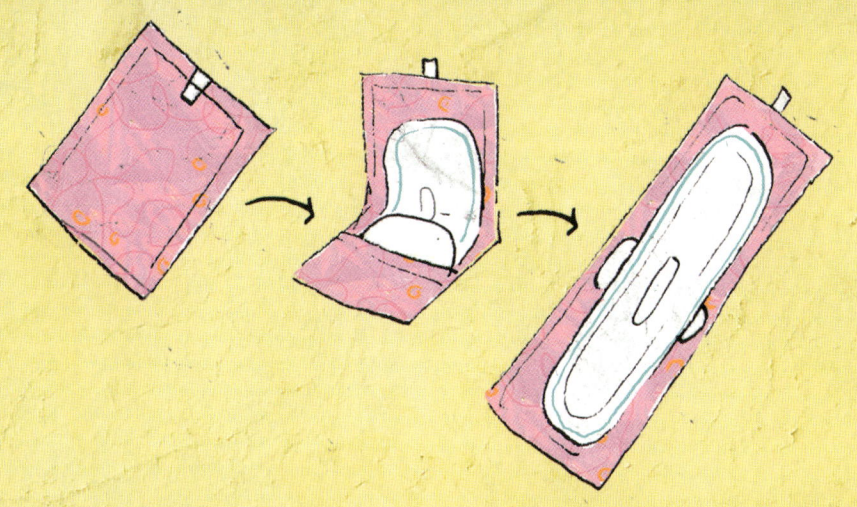

알아 두면 좋은 단어

월경 생리와 같은 말이에요. 대부분의 여자들에게 일어나며, 보통 3~5일 동안 지속되고 2~7일까지 하는 것은 정상이에요.

생리 주기 이번 생리 시작일부터 다음 생리 때까지 기간을 말해요. 보통 28일 정도죠.

생리통 아랫배나 허리가 살살 아프거나 손과 발이 차가워지는 등 생리하며 느끼는 통증이에요. 사람마다 아픈 부분과 아픈 정도가 달라요. 생리 기간이나 생리하기 며칠 전부터 아플 수 있어요.

배란 난소에서 난자가 나오는 걸 말해요.

배란통 보통 생리 시작 2주 전인 배란 시기에 생기는 통증을 말해요. 심하게 아프지는 않고, 보통 몇 시간 안에 통증이 사라지긴 해요. 생리를 하는 사람의 20퍼센트 정도가 배란통을 매달 경험해요.

월경전 증후군 생리 전에 나타나는 증상들이에요. 기분이 이랬다저랬다 하거나 가슴이 아플 수도 있어요. 몸이 너무 피곤하거나 아랫배가 아플 수도 있어요.

사춘기 몸과 마음이 변하면서 어른으로 성장하는 시기예요. 열두 살 즈음에 오지만, 이보다 빨리 올 수도 있고 늦게 올 수도 있어요. 사람은 다 다르니까요.

생리 용품 일회용 생리대, 면 생리대, 탐폰, 생리 팬티, 생리컵이 있어요. 생리 기간에 사용하는 물건이에요.

비정상 질 출혈 생리 기간이 아닌데도 속옷에 피가 약간 묻어 있는 걸 말해요. 걱정할 일은 아니에요. 하지만 이런 일이 자주 있다면, 믿을 만한 어른에게 꼭 말해야 해요.

로지 케수스 글
초등학교 교사예요. '교육과 사회정의학' 석사와 박사 학위를 위해 공부하고 있으며,
여성 건강 교육을 위해 설립한 국제 자선 단체 '데이즈포걸스(Days for Girls)'에서 활동하고 있어요.
여성 건강 교육 대사로서 교육을 받고 케냐에서 면 생리대를 나눠 주다가 이 책에 대한 영감을 받았어요.

아리아나 베트라이노 그림
대학에서 공부하며 만든 첫 번째 어린이 도서예요.
'데이즈포걸스(Days for Girls)'에 먼저 연락해 생리를 다룬 책을 만들고 싶다고 이야기했고,
마침 생리 그림책이 필요하다고 생각하던 작가 로지를 만나 이 책을 내게 되었어요.

이계순 옮김
서울대학교 간호학과를 졸업한 뒤, 어린이·청소년책 전문 번역가로 활동하고 있어요.
번역하여 풀빛에서 나온 책으로는 《지키지 말아야 할 비밀》《달에서 생일 파티를 한다면?》
《안전한 불 위험한 불》《아낌없이 주는 도서관》《유령》《나는 용감한 리더입니다》《나는 빛나는 예술가입니다》
그리고 〈공룡 나라 친구들〉 시리즈가 있어요.

풀빛 지식 아이

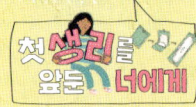

| **초판 1쇄 발행** 2022년 8월 31일 | **초판 2쇄 발행** 2022년 11월 30일
글쓴이 로지 케수스 | **그린이** 아리아나 베트라이노 | **옮긴이** 이계순
펴낸이 홍석 | **이사** 홍성우 | **편집부장** 이정은 | **책임편집** 박고은 | **편집** 김세영·조유진 | **디자인** 권영은
마케팅 이송희·한유리·이민재 | **관리** 최우리·김정선·정원경·홍보람·조영행·김지혜
펴낸곳 도서출판 풀빛 | **등록** 1979년 3월 6일 제2021-000055호 | **제조국** 대한민국 | **사용연령** 5세 이상
주소 서울특별시 강서구 양천로 583 우림블루나인 A동 21층 2110호
전화 02-363-5995(영업) 02-362-8900(편집) | **팩스** 070-4275-0445
전자우편 kids@pulbit.co.kr | **홈페이지** www.pulbit.co.kr
블로그 blog.naver.com/pulbitbooks | **인스타그램** instagram.com/pulbitkids

THAT TIME OF THE MONTH
Text by Rosie Kessous
Illustrations by Arianna Vettraino
First published in Great Britain in 2022 by Hodder & Stoughton Limited
Copyright © Hodder & Stoughton Limited, 2022
Korean edition copyright © Pulbit Publishing Company, 2022
All rights reserved.
This Korean edition published by arrangement with Hodder & Stoughton Limited, on behalf of its publishing imprint
Franklin Watts, a division of Hachette Children's Group, through Shinwon Agency Co., Seoul.

ISBN 979-11-6172-495-9 77470

*책값은 뒤표지에 표시되어 있습니다.
*종이에 베이거나 긁히지 않도록 조심하세요. 책 모서리가 날카로우니 던지거나 떨어뜨리지 마세요.
*파본이나 잘못된 책은 구입하신 곳에서 바꿔 드립니다.

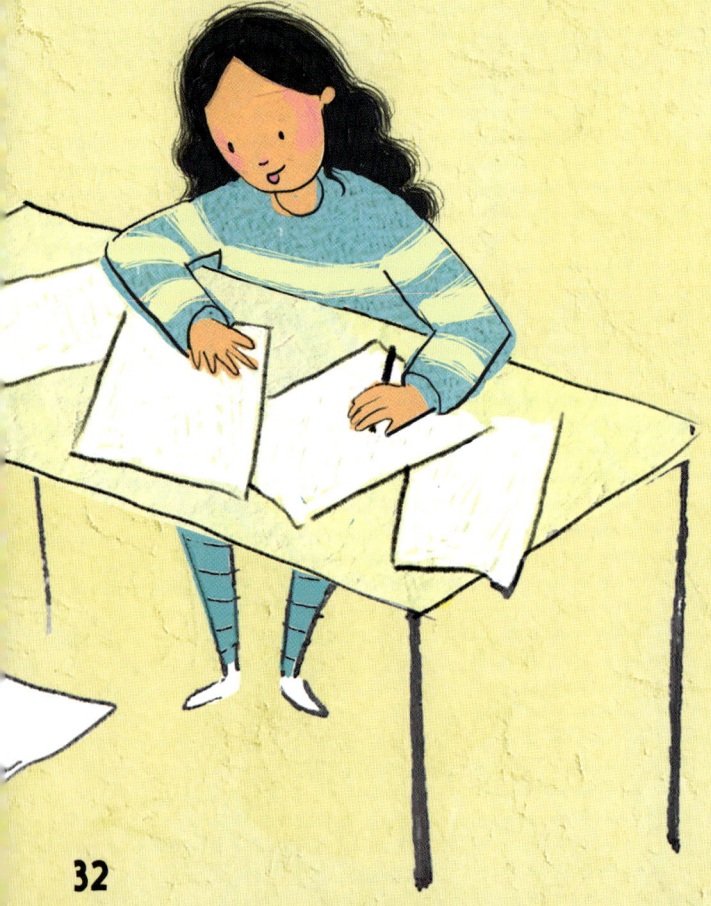

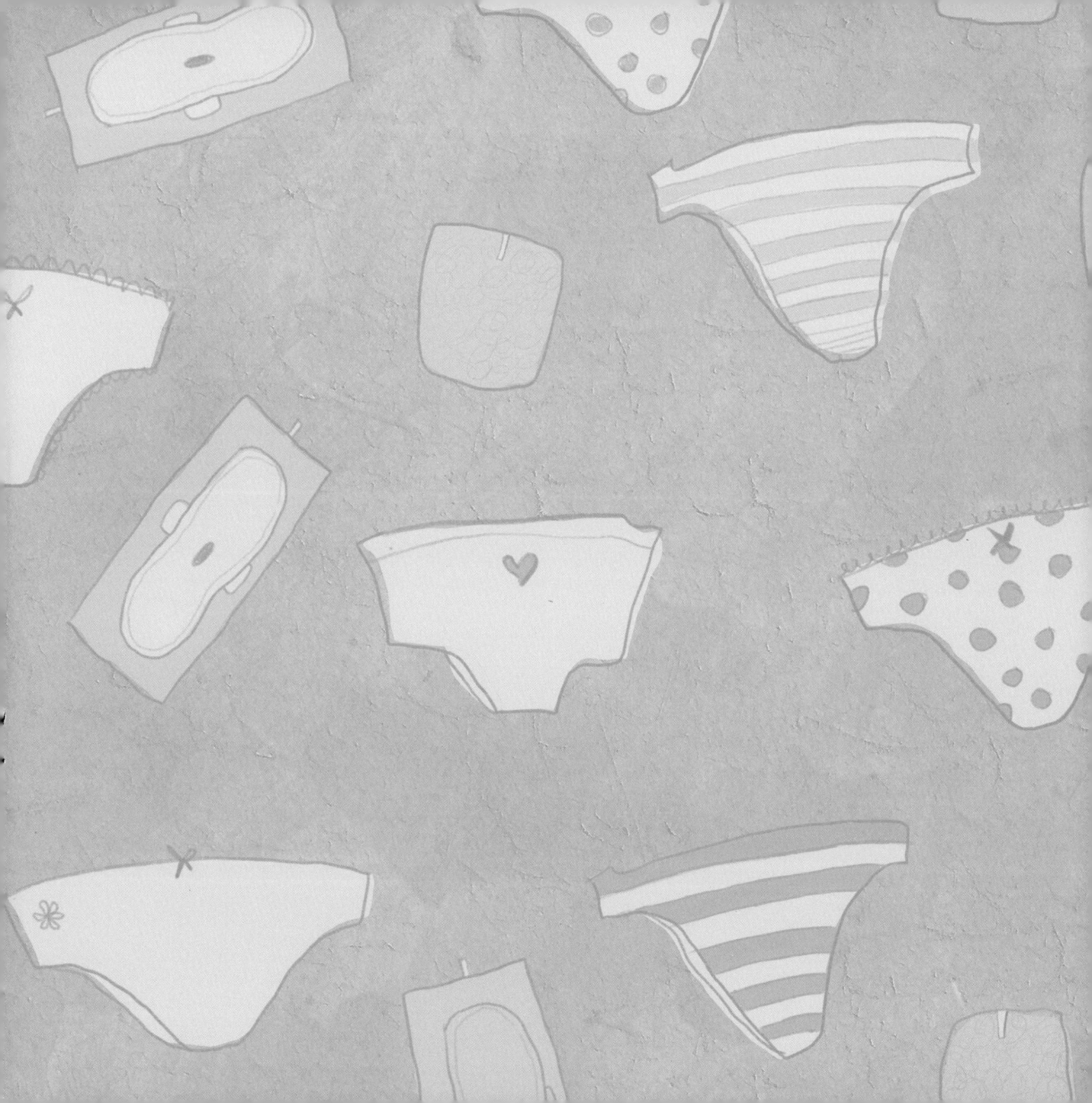

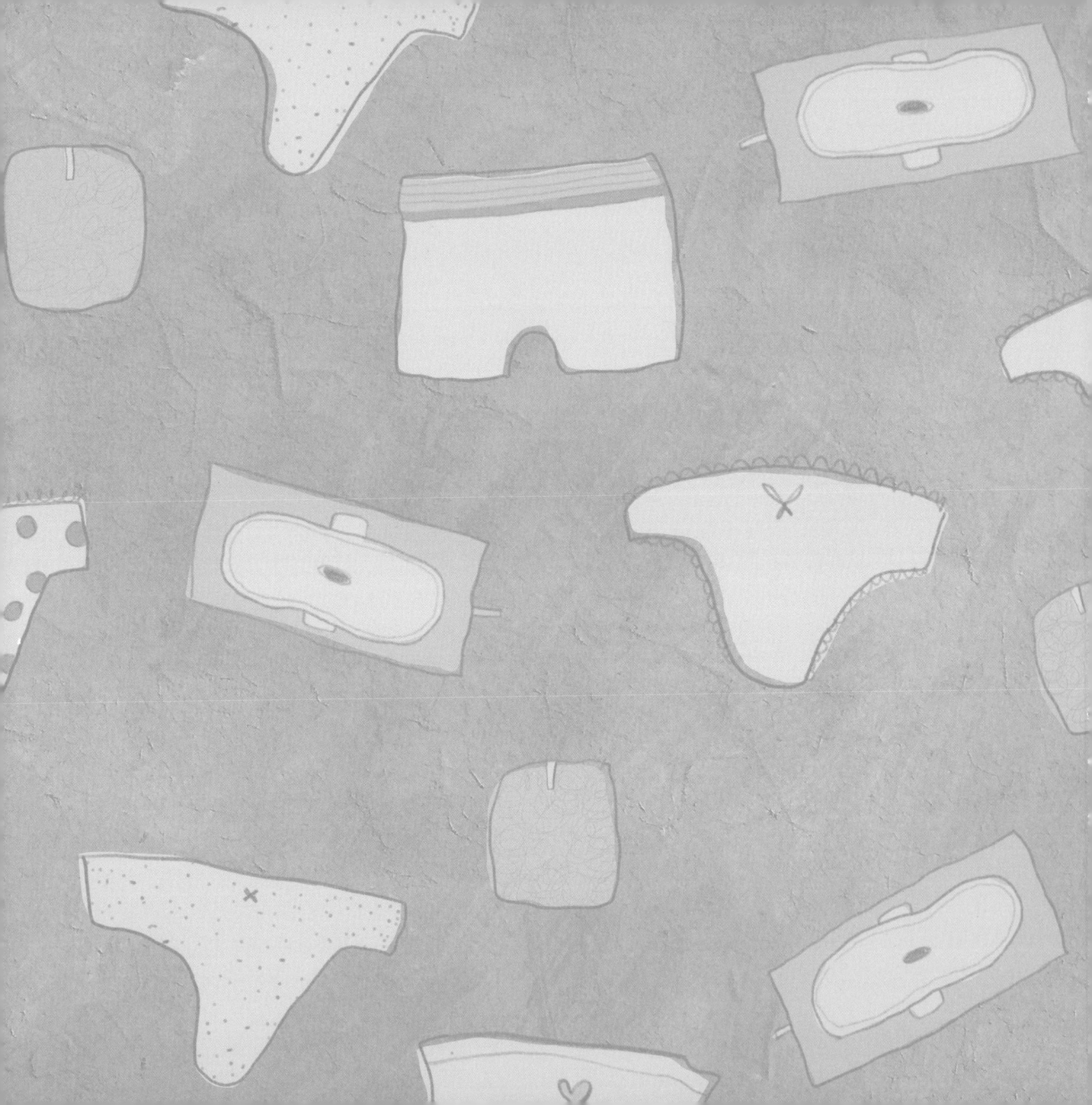